실전!
암 생존자의 재활과 운동

실전! 암 생존자의 재활과 운동

1쇄 발행일 2023년 12월 22일

지은이	양은주·서미리·안소영·윤진아·원유희·이소영·전하라·정승현
펴낸이	최종훈
펴낸곳	봄이다 프로젝트
등록	2017-000003
주소	경기도 양평군 서종면 황순원로 414-58 (우편번호 12504)
전화	02-733-7223
이메일	hoon_bom@naver.com
책임편집	이나경
디자인	트리니티
이미지	shutterstock
인쇄	SP

ISBN 979-11-92240-07-7(13510)
값 18,000원

※ 신저작권법에 의하여 한국 내에서 보호를 받는 저작물이므로 무단전재와 복제를 금합니다.

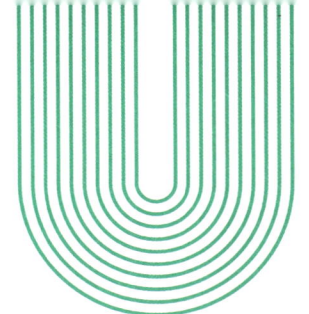

실전!
암 생존자의 재활과 운동

재활전문의가 알려주는 암 치료 후 재활법

양은주·서미리·안소영·윤진아·원유회·이소영·전하라·정승현 지음

추천사   서홍관 | 국립암센터 원장

암환자의 재활을 위한
족집게 과외

　암에 걸리게 되면 가장 먼저 무슨 생각이 날까? 내가 무슨 잘못을 했길래 이런 시련을 주시나 하면서 신을 원망할지도 모른다. 아직 어린 자녀들이 있다면 내 아이들은 누가 돌보나 하는 걱정이 앞서는 사람도 있을 것이다. 아니면 자신의 삶을 돌아보면서 아직 할 일이 많은데 지금 죽기 억울하다는 생각이 들지도 모른다.

　드디어 암환자가 힘겨운 치료를 이겨내고 생존한다면 가족과 친지들은 참으로 다행이라 생각할 것이다. 그러나 그것으로 끝일까? 암환자들은 수술, 항암치료와 방사선치료를 받는 동안에 온몸이 만신창이가 되어 여기저기 쑤시고, 만성적인 피로감에 쌓여 지낸다. 림프부종으로 시달리는 경우도 많다. 신체만 망가진 것이 아니다. 일단 스스로 암환자가 되었다는 사실에 심리적으로 위축되기 마련이고, 우울증과 불안증, 불면증에 시달리기도 한다. 게다가 몸이 어디가 조금만 안 좋아도 암이 재발된 건 아닌가 하는 두려움에 묶여 살기도 한다.

　사회적으로도 암환자라는 불편한 시선을 받아야 하고, 그래서 직장에 복귀하지 못하는 경우도 많다. 따라서 생존에 성공한 모든 암환자들은 신체적, 정신적, 사회적 재활이 절대적으로 필요하다.

이 책은 암환자가 설거지를 할 때, 화분에 물을 줄 때, 버스를 기다릴 때 어떻게 몸을 움직여야 할지 생각하며 아이디어를 떠올리는 '암환자를 사랑하는 재활의학과 의사' 양은주 선생님, 그리고 여기에 뜻을 같이 하는 7명의 재활의학과 전문의들이 함께 암 재활을 위한 지식과 지혜를 모은 것이다.

유방암, 자궁내막암, 폐암, 두경부암, 전립선암, 림프부종, 진행성 암, 척추전이암 등의 순서대로 각 암종별 암의 특징, 치료와 신체 손상, 사례 중심의 Q&A, 재활치료와 운동으로 나누어 친절하게 설명해준다. 특히 Q&A에는 환자들의 사례가 생생하게 드러나고 이에 대한 전문가의 조언이 포함되어 있다.

이 책은 "내 삶이 과연 예전으로 돌아갈 수 있을까?" 하는 의문을 갖는 암환자들에게 "그럼요, 할 수 있어요!"라고 말해주는 재활의학과 의사들의 애정어린 조언이 담겨 있다. 그래서 암환자 모두를 위한 책이기도 하고, 암환자를 돌보는 모든 보건의료인들에게도 통찰을 주는 책이 될 것이 분명하다.

추천사 ──── 박창일 | 연세의대 재활의학교실 명예교수, (전) 세계재활의학회 회장 ────

암 생존자의 삶의 질 개선에 기여할
암 재활의 핵심 정보들

암은 누구에게나 올 수 있는 흔한 질병이다. 보건복지부에서 발표한 2020년도 통계에 의하면 우리나라 국민이 기대수명(83.5세)까지 생존할 경우 암에 걸릴 확률은 36.9%로 남자는 5명 중 2명, 여자는 3명 중 1명에서 암이 발생하는 것으로 추정되었다.

그리고 암에 걸리는 환자 수는 매년 가파르게 증가했다. 1999년에는 101,849명, 그리고 2020년에는 247,952명으로 20년 동안 거의 2배가 넘게 증가했다. 여기에는 건강검진의 활성화로 조기 발견에 의한 증가도 있겠지만 인구 고령화에 의한 암 발생 자체가 증가한 요인도 있을 것으로 사료된다. 그러나 다행스러운 점은 5년 생존율도 증가하고 있다는 점이다. 1996년도에서 2000년도까지 5년 생존율은 45.2%였는데, 2016년에서 2020년도까지의 5년 생존율은 71.5%로 크게 증가했다.

그러나 암에서 생존한 환자들의 삶의 질은 치료 후유증이나 합병증으로 인해 좋지 않은 경우가 많이 있다. 생존하는 것도 중요하지만 암 치료 후 환자의 삶의 질은 더 강조할 필요도 없을 정도로 너무나 중요하다. 이렇게 치료 후 후유증이 있는 암환자들의 삶의 질을 개선하고 생활에 활력을 불어넣어주는 치료가 바로 암 재활치료다.

　이 책은 암 재활을 담당하는 재활의학과 교수들이 그동안의 경험을 토대로 암 생존자들의 삶의 질을 높이기 위해 저술한 책이다. 무엇보다 반가운 것은 암환자 및 암 생존자들의 이해를 돕기 위해 아주 쉽게 설명하고 있다는 점이다.

　1부에서는 여성에게 많이 발생하는 유방암과 자궁내막암에 대해 치료방법과 사례 중심으로 재활치료 종류를 설명했고, 남성에게 흔하게 발생하는 전립선암에 대해서도 치료 후 발생하는 여러 불편한 증상들에 대한 재활치료 방법을 알기 쉽게 제시하고 있다. 그외에도 두경부암과 폐암에 대해 재활치료 방법에 대해서도 자세하게 기술했다. 2부는 증상별 재활에 대한 내용으로 암 수술을 받은 환자들에게 많은 고통을 주는 림프부종에 대한 치료법을 자세히 설명했다. 나아가 병기별 재활로 진행성 암, 척추전이암도 다루고 있어서 어려운 투병 중인 환자와 가족들에게 큰 도움이 될 것으로 보인다. 그야말로 어디에서도 찾아보기 어려운 참으로 유익한 재활치료 지침서다. 특히 부록으로 실린 암 생존자를 위한 재활치료를 위한 동작들은 임상 현장을 잘 알고 있는 암 재활치료 전문가가 만들었다는 점에서 매우 독보적이다.

　우리나라에서 암 재활은 아직까지 일반인들에게 잘 알려지지 않은 분야다. 그래서 이 책은 암환자, 그리고 암 치료를 마친 암 생존자들에게 큰 도움이 될 뿐만 아니라 암 재활 분야에 종사하는 모든 분들에게도 큰 도움이 될 것이다. 바라건대 이 책이 암 경험자들의 삶의 질을 높이는 데 크게 기여하기를 바란다.

추천사 — 복수경 | (전) 대한암재활학회 회장

암환자와 가족들이 필독해야 할 치료의 동반자

외래에서 암환자를 진료하면서 가끔 내가 암 진단을 받으면 어떨지 상상해보곤 한다. 설마 하는 현실 부정에서 시작해 죽음에 대한 두려움, 그 이후엔 가족에 대한 걱정이 뒤섞여 혼돈에 빠질 것이다. 심지어 암 재활 전문가인 나도 이러한데, 의학 지식이 적은 환자와 가족들은 오죽할까? 내가 상상하는 그 이상으로 걱정과 고생을 현실적으로 경험할 것이고, 마음이 약해져 엉뚱한 치료에 쉽게 마음이 흔들릴 수도 있을 것이다.

암과 싸우는 환자나 가족들에게 이 책 〈실전! 암 생존자의 재활과 운동〉은 반드시 필독해야 할 지침서다. 이 책은 우리나라에서 가장 흔한 5가지 암에 대한 특징과 치료에 대해 어떤 진료실에서도 들을 수 없는 쉬운 언어로 설명하고 있다. 또한 암환자가 궁금해 하는 문제들을 사례별로 나누어 질문과 답으로 구성해 암환자들이 마음속에 담고 있던 많은 문제들을 이 책을 읽으며 해결해갈 수 있다.

이 책을 쓴 책임저자 양은주 선생님은 재활의학과 전문의로서 특히 암 재활과 림프부종 치료의 전문가다. 이 분야의 훌륭한 연구와 논문을 발표했으며, 환자 진료 경험도 풍부하다. 특히 이 책에 실린 림프부종에 대한 부분은 가장 필요한 부분만 정리한 내용으로, 유방암과 부인과 수술을 받은 환자들에게 매우 유익한 정보가 될 것이다.

진행성 암은 의사나 환자에게 매우 어려운 경우다. 의사 입장에서는 끝이 안 보이는 항암치료를 계속해야 하고, 환자들은 말로 표현 못할 고통을 알면서도 따라야 하는 매우 힘든 과정이다. 뇌로 전이된다면 팔다리의 힘이 약해지고 말이 어둔해지며, 이동이나 보행 등의 일상생활동작을 혼자 하지 못하는 경우가 생기게 된다. 척추로의 전이는 근력 약화뿐만 아니라 통증이 동반되고, 특히 본인 의지로 소변과 대변을 보지 못하는 경우가 발생해 환자 자신에게는 자존감 상실을, 가족들에게는 많은 고통을 안겨준다. 암 재활과 운동으로 이러한 불편함을 다 해결할 수는 없지만, 분명 치료 과정에 든든한 동반자로 힘이 되어줄 것이다.

암 재활 분야에서는 환자가 운동하는 것을 매우 중요하게 생각한다. 부록 〈암 생존자를 위한 새로운 동작 재활 프로그램〉이 더욱 돋보이는 이유다. 거기엔 8명의 공동 저자들의 연구와 환자를 위한 배려가 아주 잘 반영되어 있다. 친근하게 느껴지는 운동 이름을 붙여 운동에 대한 환자들의 마음 문을 활짝 열게 해주면서도, 주요한 동작들을 모두 망라하고 있다. 게다가 쉽게 따라할 수 있도록 큐알코드를 넣어 편리하게 이용할 수 있다.

암환자에게 필요한 자료와 책자가 많이 나와 있지만, 환자의 편에 서서 이해하고 따라하기 쉬운 책을 만들어주신 양은주 선생님을 비롯해 7명의 공동저자들에게 감사드린다. 이 책을 통해 암 생존자들이 재활과 운동 부분에서 실질적으로 큰 도움을 받기를 바라며, 부디 암을 잘 극복하고 행복한 삶을 누리기실 기원한다.

들어가며

암환자를 위해
암 재활전문의들이 맘먹고 만든
가장 실제적인 조언과 재활 운동

몇 년 전이다. 임상 전문가용 지침서인 암 재활 매뉴얼을 번역하면서 일본에는 이런 종류의 책을 무척 실용적으로 만든다는 인상을 받았다. 환자 사례를 보고 바로 따라해도 좋을 만큼 자세한 내용을 어렵지 않은 말들로 풀어 의사뿐만 아니라 치료사, 간호사, 심지어는 약간의 지식이 있는 환자들도 쉽게 이해할 수 있는 수준이었다. 언젠가 우리나라 암환자의 몸과 삶에 맞는 책을 들고 다시 인사하는 날이 오길 꿈꿔본다고 말씀드린 지도 벌써 몇 년이 흘렀다. "힘차게 새롭게 살아봅시다!"라는 말이 구호로만 그치게 될까봐 조마조마했다. 감사하게도 전국 암 재활전문의들이 함께 모여 연구할 수 있는 기회가 주어졌다.

우리들이 가장 먼저 한 일은 재활을 원하는 암환자들의 이야기를 모으는 일이었다. 진료실에서 만난 암환자들이 어떤 질문을 했는지, 일상생활 중에나 운동하면서 무엇을 궁금해 했는지 이야기를 채집했다. 그리고 사례와 질문을 떠올리며 실제적인 도움이 될 수 있는 답변과 지혜들을 모았다. 강의실에서 사람들을 모아 이야기하는 지식으로 끝내고 싶지 않았다. 지혜란 조그만 꾸러미에 모아 동네방네 사람들을 찾아다니는 그 옛날 이름모를 할머니처럼 그렇게 나누어주는 것이라 생각했다. 그래서 환자들의 실제 사례를 적고, 외래에서 환자들이 표현하는 이야기들을 해결해주는 재활의학과 의사의 마음으로 답하는 글을 적고 모았다.

치료 중에 아직 일상으로 돌아가기 전 약한 상태에 있는 환자들에게 적절한 운동을 하라고 조언만 했던 아쉬움이 컸다. 그래서 그분들을 위한 동작을 만들고 필요할 때마다 꺼내서 적절하게 활용하도록 매우 실용적인 부록도 만들었다. 암 치료가 끝났거나 아직 치료 중인 환자들은 많은 어려움을 겪는다. 이런 문제들을 해결해주는 요령이 되는 운동, 그리고 오늘 당장 여기서 할 수 있는 움직임들을 만들었다.

건강한 사람들이 조금 더 건강한 내일을 위해 실천하는 미래의 방주 같은 운동에 대한 자료들은 많이 나와 있다. 하지만 지금 당장 몇 가지만 따라하면 활력이 생기고, 무겁고 아프던 팔다리가 편해지는 운동은 찾기 힘들었다. 그래서 10분 정도의 동작들을 따라하면 부었던 팔다리가 가벼워지는 동작들을 만들었다. 아울러 각 동작마다 쉽게 따라할 수 있도록 영상도 수록했다. 실제 환자들의 이야기들을 듣고, 그분들이 만든 동작들을 넣기도 하면서 아이디어를 받아 함께 만들었다.

    굽이굽이 졸졸 흐르는 개울물이 모여 강물이 되고 유유히 흘러 바다에 이른다. 서서히 흐르기 시작해 점차 새로운 지혜가 모이고, 다른 지혜들을 만나 굽이쳐 흐르듯, 우리가 만난 환자들의 실제 삶에서 만들어낸 지혜들을 모으기 시작한 작은 물줄기들이다. 그저 작은 물줄기 하나만 맡으면 되는 것이기에 부족하지만 해볼 만하다고 용기를 내본다. 소박하고 보잘것없다는 생각에 부끄러움은 저자의 몫이지만 여기 모인 지혜의 샘은 바다에 이를 때까지 계속 흘러갈 것이다.

                                      2023년 겨울 초입에, 저자 대표 양은주

차례

추천사　서홍관·박창일·복수경　　4
들어가며　　10

1부　**암종별 재활 바로알기**　　**15**
1 유방암　　16
2 자궁내막암　　27
3 전립선암　　39
4 두경부암　　51
5 폐암　　68

2부　**특수한 문제별 재활 바로알기**　　**81**
1 림프부종　　82
2 진행성 암　　96
3 척추전이암　　106

부록　**암 생존자를 위한
새로운 동작 재활 프로그램**　　**119**

1부

암종별 재활 바로알기

1
유방암

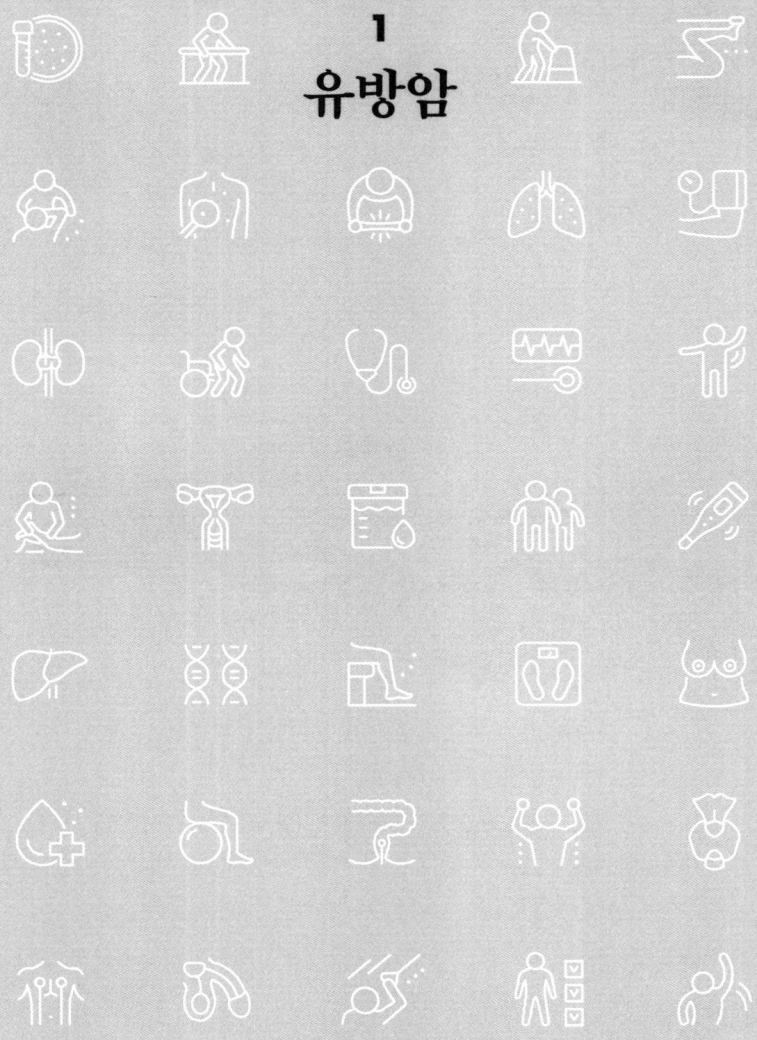

유방암의 특징

유방암은 세계에서 가장 흔한 여성암으로, 전체 여성암의 24.2%를 차지한다. 우리나라 유방암 환자 수는 2018년 현재 23,547명으로 지난 10년 동안 무려 2배 이상 증가했고, 보건복지부 국가암등록사업 보고에 따르면 2018년 유방암은 전체 여성암의 20.5%를 차지하는 것으로 나타났다.

유방암은 폐경 전 발병률이 높은 편으로 40대 여성이 가장 많이 발생하는 연령군이다. 이를 연령대 발병 빈도로 나누어 보면 40대>50대>60대>30대>70대 순이다. 유방암 병기 0기, 또는 1기 환자의 비율은 2002년 38.1%에서 점차 높아져 2018년 62.4%까지 증가했으며, 조기 유방암의 환자 비율은 과거에 비해 크게 늘었다.

유방암 자체가 다른 암에 비해 예후가 좋은 편이다. 유방검진의 활성화 등으로 조기 유방암 발견 빈도가 높아지고 양질의 표준화된 치료를 국내 유방암 환자들에게 적극적으로 적용함으로써 치료 효과가 매우 좋다. 국내 유방암 5년 순생존율은 86.6%로 비교적 높은 생존율을 보이고 있다.

유방암 치료와 신체 손상

수술적 치료

수술적 치료는 크게 유방 부분절제수술(유방 보존수술)과 유방 전절제수술로 나누어진다. 근래에는 수술 후 림프부종 등 합병증을 줄이기 위해, 임상적으로 겨드랑이 림프절 전이가 없는 환자를 대상으로 한 겨드랑이 감시림프절 생검이 표준치료법으로 자리잡고 있다. 또 최근에는 유방 전절제수술을 받은 환자를 대상으로 유방 재건수술을 적극적으로 시도해 환자들의 삶의 질 향상을 위해 노력하고 있다.

현재는 대부분 1차적으로 수술을 시행한 뒤 재발을 막기 위한 보조요법으로 방사선치료, 항암화학요법, 내분비요법, 표적치료 등을 시행한다. 국소적으로 많이 진행되었거나 종양 크기를 줄여 유방 부분절제수술을 시도하고자 할 때는 수술 전에 먼저 항암제나 표적치료제, 항호르몬제를 투여하기도 한다. 수술 치료을 하는 경우 유방 부분절제의 경우, 대흉근 근막 일부가 손상될 수 있지만, 전절제의 경우 유방 및 대흉근과 연결되어 있는 근막 부위 손상을 일으킬 수 있다. 액와 림프절 절제를 함께 한 경우에는 림프절 절제 레벨에 따라 소흉근 중심으로 원위부(level 1), 소흉근 심부

(level 2), 소흉근 근위부(level 3) 림프절 절제가 이루어지므로 소흉근 주변 조직의 손상을 가져올 수 있다. 또 수술 시 겨드랑이 표피로 나와 윗팔 안쪽의 감각을 담당하는 갈비 사이에 있는 위팔 신경(intercostobrachial nerve)이 손상될 수 있다.

방사선치료

방사선치료는 유방 절제술 후 수술 부위에 남아 있을 수도 있는 암세포를 박멸하기 위해 보조적 치료법으로 사용하거나, 수술 부위의 재발 또는 뼈나 뇌 등의 장기에 전이된 경우 완화요법의 일환으로 사용된다. 유방 부분절제술을 받았거나, 전절제를 했더라도 많이 진행된 환자에게는 대부분 방사선치료를 추가한다. 또 아주 심하게 진행되어 수술을 하기 어려운 유방암 환자에게는 수술 대신 방사선치료를 하기도 한다.

정상 조직에 대한 방사선의 영향은 발생 시기에 따라 급성반응과 만성반응으로 나눌 수 있다. 급성반응으로는 조사부의 피부염, 건조, 통증이나 조이는 느낌으로 어깨 부분 운동 제한이 나타날 수 있다. 또 만성반응으로는 피부의 섬유화, 신경병증, 폐렴, 골절 등이 일어날 수 있다.

방사선 신경병증의 경우, 운동마비가 진행될 수 있으며 근육에 의한 펌프 기능 저하로 림프부종이 악화될 수도 있다.

항암화학요법

항암화학요법은 수술 전 종양 크기를 줄여야 하는 환자나, 수술 후 재발 위험이 높은 환자, 또는 다른 장기에 암이 전이된 환자를 대상으로 시행한다. 다양한 약제들이 사용되는데 대개 2가지 이상의 약제를 병합 또는 순차적으로 투여한다. 많은 항암화학요법제들이 정맥주사로 투여되어 전신에 미치는 부작용이 심한 경우가 많아 환자가 일상적인 삶의 질을 유지하는 데는 다소 어려움이 많다.

표적치료는 일반적인 항암화학요법의 특징인 정상세포와 암세포를 가리지 않는 비특이성, 약물의 독성으로 인한 부작용 등의 한계점을 극복하고, 유방암의 발생과 진행에 관여하는 특정 유전자들을 선택적으로 억제시키고자 표적화한 치료법을 말한다. 항암제 치료는 전신적으로 피로감, 어지러움, 근육통, 그리고 국소적으로는 손발 통증과 저림(말초신경병증)이 생길 수 있다. 호르몬치료와 관련해서는 전신 관절통, 근육통, 치료 연관 부종 등이 발생할 수 있다. 이는 일시적 또는 장기적으로 발생할 수 있다.

사례 중심으로 살펴본 Q&A

Q 팔이 잘 안 움직여진다.
- 1년 전 유방암으로 근치적 유방절제술을 받은 후 어깨 통증이 발생하고, 어깨 움직임에 제한이 생겼다.
- 겨드랑이에서 팔 안쪽으로 이어지는 팽팽한 밧줄 같은 두꺼운 조직이 만져진다.
- 유방암 수술 후 방사선치료를 받기 전인데 어깨 운동 범위 제한으로 방사선치료를 시작하지 못하고 있다.

유방암 수술 및 방사선치료 이후 가슴근막 손상 및 구축으로 인해 상지를 움직이는 것이 불편해지는 것은 유방암 환자에게 나타나는 흔한 기능 장애다. 겨드랑이 림프절을 절제한 경우에는 액와부의 조이는 듯한 느낌과 통증으로 인해 팔을 들어올리기 힘든 증상이 나타난다. 액와 림프절 절제술이 시행된 경우에는 감시림프절 생검술을 시행한 경우에 비해 겨드랑이 피부 절개가 팔 움직임과 연관된 조직을 손상시킬 수 있어 움직임 제한이 더 심해지기도 한다.

이때 관절을 굳지 않게 하려는 생각에서 과도한 스트레칭 운동을 하거나, 오십견(유착성 관절낭염) 운동을 따라하다가 오히려 잘못된 자세로 인해 회전근개 손상이 발생하게 되는 경우도 있다.

가슴근막 손상 이후 단축이 진행되면 어깨뼈가 앞으로 기울어지게 되는데 어깨뼈가 기울어진 상태에서 팔만 위로 또는 옆으로 과하게 들게 되면 극상근 등 어깨 주변 건 충돌이 일어날 수 있다. 이때는 먼저 어깨뼈가 앞으로 기울어지지 않도록 자세를 바로잡아야 한다. 어깨뼈를 돌리는 움직임을 통해 뒤로, 옆으로, 아래로 움직여보면서 어깨 주변 근육들을 유연하게 스트레칭 하는 운동을 먼저 해야 한다.

아울러 팔만 움직이기보다는 어깨와 함께 움직이는 동작으로 바꿔야 한다. 어깨뼈 뒤를 단단히 잡아주는 등근육을 튼튼하게 키우는 것도 좋다. 한 가지 주의할 것은 등근육을 키운다고 윗몸일으키기를 하거나, 운동 기구를 손에 무겁게 들고 하는 운동부터 시작하게 되면 림프절 절제를 한 경우에는 림프부종을 유발할 수 있기 때문에 맨손으로 자세만 먼저 잡는 것이 좋다.

어깨의 안정성과 유연성이 생기면 조금씩 범위를 넓히면서 팔 관절 범위를 넓혀간다. 원을 그리듯 팔꿈치까지, 손까지 펼쳐나가듯 가동범위를 넓혀간다. 이때는 통증을 유발하지 않는 범위에서 점진적으로 하는 것이 좋다.

Q 관절 마디마디가 아프다.

항암치료 이후, 호르몬치료를 받으면서, 아침에 일어나면 손마디마디 아프고, 앉았다 일어날 때 고관절, 무릎관절이 아파 한참 엉거주춤 걷다가, 시간이 지나고 움직이다 보면 통증이 좋아지는 증상이 발생하곤 한다. 폐경기 증상이 같은 나이의 여성에 비해 좀 더 일찍, 또 심하게 오지만, 조금씩 적응이 되어 일상생활을 할 수 있다. 움직이면 관절 마디마디 불편감이 오히려 줄어드는 것을 경험해본 적이 있을 것이다.

이를 이용해 움직여보는 것도 좋다. 아침에 일어나면 머리 끝부터 발끝까지 모든 관절을 꼼지락거리며 일어난다. 버스에 오래 앉아 있다가 일어설 때, 화장실에서 오래 있다가 일어설 때, 고관절과 무릎관절이 아픈 이들도 있다. 이때 가만히 앉아 있지 말고 고관절, 몸통, 무릎, 발목 관절을 이리저리 움직인다. 엉덩이를 원을 그리면서 돌려보고, 무릎과 발목 관절도 돌려본다.

가만히 서 있기보다는 양측 다리에 번갈아 천천히 체중을 이동하면서 조금씩 관절의 움직임을 가져올 수도 있다. 살짝살짝 바운싱 동작(가벼운 스쿼팅 동작) 또는 뒷꿈치들기 동작을 반복해서 하는 것도 좋다.

Q 감각이 이상하다.

수술 후에는 수술 부위 통증[가슴부위, 겨드랑이, 어깨주변 통증(관절통증 및 인대손상)], 팔의 뒷부분이나 가슴 옆쪽의 저림이나 감각 이상으로, 겨드랑이에 뭔가 끼어 있는 것 같은 느낌을 가질 수 있다.

Q 유방암 수술을 받은 부위 이외의 전신 불편감은 왜 생기는가?

유방암 수술 후에는 몸의 균형이 바뀔 수 있다. 이는 대개 수술 부위의 부피 감소와 관련이 있으며, 신체 부정렬로 인해 허리나 다리 등의 부위에서 통증이 발생할 수 있다.

Q 가능한 운동은 무엇인가?

어떤 운동이든 할 수 있다. 운동의 종류를 제한하기보다는 운동할 때의 올바른 자세와 적절한 강도를 자신의 상태에 맞게 조절하는 것이 필요하다. 수영은 좋은데 테니스는 조심해야 한다는 식의 단순한 지침보다는, 현재 자신의 상태에 맞게 점진적으로 강도를 높여가야 한다. 그리고 말단 부위에만 힘을 주는 것이 아니라 제대로 자세를 잡고 힘을 주면서 다양한 운동을 즐길 수 있도록 하는 것이 중요하다. 처음 운동할 때는 가능한 전신 거울 앞에서 양쪽 어깨부터 상지, 가슴을 보면서 수술한 쪽이 기울어지지는 않았는지, 그리고 과하게 구부려서 움직이는 것은 아닌지 살펴보면서 시작해야 한다.

운동 후 통증이 생기는 곳을 살펴보고 통증이 발생하지 않는 자세가 무엇인지 찾아보는 것도 요령이다. 스스로 찾기 힘들면 의료진 또는 운동 전문가와 함께 통증의 원인을 찾아보는 것이 필요할 수도 있다. 처음 자세와 강도를 자신에게 안전한 상태로 만드는 과정을 거쳐 조금씩 강도를 높여간다면 어떤 운동이든 어떤 강도든 할 수 있다.

유방암 환자들을 위한 재활 치료와 운동

일반적으로 유방암 환자에게 권장되는 운동으로는 스트레칭, 수영, 요가, 걷기, 자전거타기이며, 테니스나 골프 같은 상지의 혈액량 방출이 급격히 많아지는 운동, 상처나 감염을 초래할 수 있는 운동, 부종이 있는 팔이나 다리를 과도하게 사용하는 운동은 권장되지 않는다. 림프관은 피하지방 바로 밑에 위치하고 있으므로 경락 같은 마사지는 오히려 약해진 림프관을 손상시킬 수 있다.

피로하거나 아프기 때문에 운동을 안 하면 그 상태에서 어깨가 굳어질 위험이 있으므로 초기부터 적절한 운동을 시행하는 것이 중요하다.

운동을 한 후 반드시 쉬어준다. 이때 수술받은 쪽 팔을 심장보다 약간 높게 위치하는 것이 좋다. 수술 후 몇 달 동안은 운동 시 어느 정도 통증이 있을 수 있다. 그러나 운동 후 1-2시간이 흘러도 계속 아프면 무리를 한 것이므로 그 이상 하는 것은 당분간 피하고, 보다 낮은 강도에서 운동 강도를 다시 조금씩 늘려가도록 한다. 근육이 다시 자리를 잡는 데는 시간이 필요하므로 적어도 1년은 꾸준히 운동한다.

2
자궁내막암

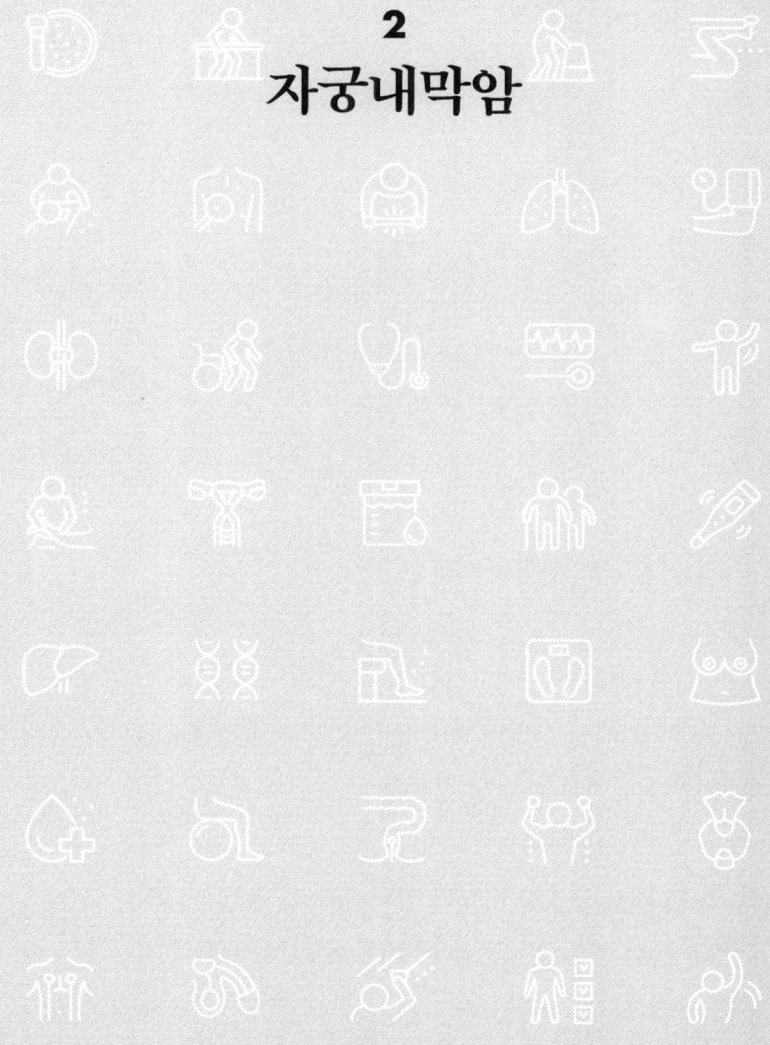

자궁내막암의 특징

자궁내막암은 자궁의 가장 안쪽 면에 비정상적인 세포로 이루어진 암이 발생하는 것을 말한다. 비만, 월경 기간이 긴 경우(이른 초경 및 늦은 폐경), 출산을 하지 않은 경우, 유방암 치료의 기왕력 등이 자궁내막암의 위험 요인으로 작용한다. 흔히 나타나는 증상으로는 부정 출혈이 있을 수 있고, 이밖에도 질 분비물 증가, 월경 과다, 하복부 통증 등이 동반될 수 있다.

자궁내막암 치료와 신체 손상

수술적 치료

자궁내막암에서 알려진 가장 주요한 치료 방법은 전자궁절제술과 함께 난관과 난소를 절제하는 수술적 치료다. 이는 주요한 치료 방법이자 자세한 병기(암의 단계) 설정을 위한 진단 방법이기도 하다. 개복 수술과 비교해 입원 일수 및 출혈량, 통증, 수술 후 합병증 등이 적어 복강경을 이용한 수술이나 로봇 수술이 선호되는 수술법이기도 하다.

수술 과정에서 난소를 절제하면서 조기 폐경이 나타나고, 자궁까지 절제하면 임신은 불가능하게 된다. 자궁내막암의 평균 진단 연령이 61세인 것을 감안하면 이미 폐경기에 접어든 환자들이 수술적 치료를 받는 경우가 많다. 그렇지 않은 경우에서는 난소를 절제하는 수술로 인해 조기 폐경이 나타나므로 폐경기 이전 초기 단계 환자의 경우에는 난소를 보존하는 수술적 방법을 택하기도 한다. 또한 부인암 환자에서 치료 과정 중 흔히 발생하는 하지 림프부종은 주로 수술 시 동반되는 골반 및 대동맥 주위 림프절 절제술이나 추가적인 방사선치료에서 야기된다. 자궁내막암을 포함해 부인암 관련 수술을 받은 환자에게 요실금은 많게는 70% 정도 발생할 수 있는 흔한 증상이다.

항암치료

수술적 치료 이후 III기 이상으로 확진된 자궁내막암 환자들은 대개 2가지 이상 약제의 병합 요법으로 항암치료를 시행받게 된다. 카보플라틴+파클리탁셀(carboplatin+paclitaxel) 제제가 가장 흔히 사용되며, 이밖에도 독소루비신, 시스플라틴, 독시탁셀 등의 항암제를 쓸 수 있다.

항암치료로 인한 흔한 부작용으로는 오심, 구토, 식욕 부진, 피로, 입이나 질 등의 점막 손상, 탈모 등이 있으며, 혈구 세포 감소로 인한 감염, 출혈성 경향, 빈혈, 어지러움증 등이 발생할 수 있다. 이외에도 각 약제별로 특정 장기에 대한 독성을 가지는 경우가 있어 유의할 필요가 있다. 독소루비신은 심근 손상을 야기할 수 있으며, 시스플라틴은 신장 손상을 일으킬 수 있다. 또 시스플라틴은 파클리탁셀과 함께 신경을 손상시켜 손발 저림 증상이 나타나는 신경병증을 야기할 수 있다.

방사선치료

방사선치료 방법은 크게 근접 방사선치료(brachytherapy)와 외부 방사선치료(external radiation therapy)로 나뉜다. 자궁내막암에서의 근접 방사선치료는 자궁 적출 후 남은 질의 상부 쪽으로 방사성 동위원소가 밀봉된 카테터 등을 삽입해 치료하는 방식으로 이루어진다. 외부 방사선치료는 몸 바깥에서부터 방사선을 쪼이는 방식으로 이루어진다. Ia기에서 분화도가 3 이상만 되어도 대부분 근접 방사선치료를 시행하며, Ia기의 분화도 3에서도 특히 위험인자가 높은 경우나 II기 이상에서는 외부 방사선치료를 시행하거나 근접 방사선치료와 외부 방사선치료를 병행한다. III기 이상에서, 그리고 I기나 II기에서도 조직검사 결과가 나쁜 것으로 판단되면 대개 항암치료와 외부 방사선치료를 병행할 것을 권고한다.

방사선치료로 인한 급성 부작용 중 가장 흔한 것은 피부 변화다. 또 방사선 조사 부위가 방광과 근접해 있어 방광을 자극하게 될 경우 방광염 증상이 생길 수 있다. 또 장을 자극하게 될 경우 직장항문염 증상, 질을 자극하게 될 경우 질염 증상이 발생할 수 있다.

방사선치료로 인한 만성 부작용으로는 질의 건조, 질협착증 등이 있다. 또한 드물기는 하지만 난소 적출을 시행하지 않은 상태에서 방사선치료를 하면서 이로 인해 난소가 손상될 경우 조기 폐경이 유발될 수 있다. 또한 방사선치료로 인한 추가적인 림프부종이 나타날 수 있고, 골반을 이루고 있는 뼈의 약화로 골절을 야기할 수도 있다.

호르몬치료

III기 이상의 자궁내막암이나 재발성 자궁내막암에서는 항암치료와 함께 호르몬치료를 병행하거나 항암치료를 힘들어 하는 환자들에게 사용하는 경우가 많다. 주로 프로게스테론이나 그 유사체를 사용하는데, 이들은 자궁내막암 세포의 성장 속도를 늦추는 역할을 한다.

아직 출산 경험이 없는 젊은 연령대의 환자들에서는 Ia기 분화도1(Stage Ia, grade 1) 정도로 매우 초기의 환자들에서만 제한적으로 자궁을 보존하는 방식의 치료로 수술적 치료 대신 호르몬치료를 선택을 할 수도 있다. 호르몬치료의 부작용으로는 체중 증가, 홍조, 발한, 우울감, 골다공증 및 골절 위험 증가 등이 있다.

면역항암제

수술 또는 방사선치료가 어려운 III기 이상의 진행성 또는 재발성 자궁내막암의 경우, 면역항암제를 사용해볼 수 있다. 암세포들은 면역세포들의 공격을 피하기 위해 면역의 억제를 유발하는 면역관문을 활성화시킨다. 이것에 착안해 키트루다(성분명 펨브롤리주맙)로 대표되는 면역관문 억제제들은 암세포들이 활성화시키는 면역관문을 억제하는 원리로 작용한다.

면역항암제 치료 시행 시에는 알러지 반응과 유사한 발열, 오한, 두드러기, 가려움증, 어지럼증, 호흡 곤란 등이 발생할 수 있다. 또 우리 몸의 정상적인 면역 체계에 변화가 발생해 면역세포들이 정상적인 자신의 세포들을 공격하는 자가면역 질환 같은 증상들이 발생할 수 있다.

사례 중심으로 살펴본 Q&A

Q 자궁내막암으로 4주 전 수술적 치료를 받고 II기로 진단받아 방사선치료 계획 중에 있다. 골프를 좋아해 수술 전에도 한 달에 1-2번은 필드에 나가곤 했고, 하루에 30분씩 산책도 했다. 운동은 언제부터 가능한가?

보통 퇴원 후 6-8주간은 휴식을 취하도록 권고하고 있다. 약 2주 후부터 산책은 평소 하던 만큼 시작해도 될 것 같다. 다만, 몸 컨디션은 환자마다 다르니 잘 체크해야 한다. 수술받을 때 림프절 절제술을 함께 받았다면 하지의 림프부종을 예방하기 위해 압박 스타킹을 착용해주는 것이 좋겠다.

골프의 경우도 마찬가지다. 필드에 나가면 걷는 양은 많지만, 크게 무리가 되는 수준은 아닐 것으로 보인다. 그렇지만 수술 후에 골반의 움직임이 예전과 다를 수 있으므로 사전에 연습을 충분히 한 후 몸에 무리가 가지 않은지 확인하고 나갈 것을 권한다. 수술 후 8주 정도가 되는 시점에 시작하면 좋겠다.

Q 자궁내막암으로 수술을 받은 지 6개월 정도 되었고 방사선치료까지 마쳤다. 방사선치료가 끝나고 2개월 후부터 오른쪽 다리에 부종이 생겼다. 배드민턴을 치고 있는데 오히려 부종이 조금 나아지는 것 같다. 동

호회에 속해 있어서 일주일에 두 번 정도 나가고, 한 번 나가면 40-60분 가량 치게 된다. 이 정도는 계속해도 되는가?

사실 테니스, 탁구, 배드민턴 같은 운동은 활동량이 매우 높은 운동이다. 운동 시 혈액 순환량이 늘면서 부종 발생을 증가시킬 우려가 있다. 그렇지만 간혹 이러한 운동 시 하지 근육의 림프 펌핑 작용 덕분인지 부종 증상이 호전되었다고 느끼는 환자들이 있다. 증상 발생에 유의하면서 일단 운동 시간은 유지하되, 증상이 발생하면 언제든 중단하거나 시간을 줄이는 게 좋겠다. 운동 시 압박 스타킹을 신으면 부종 예방에 많은 도움이 된다.

Q 자궁내막암이 일찍 발견되었지만 Ia기이면서 분화도 1의 극초기라고 들었다. 아직 출산을 하지 않은 상태라 수술을 하지 않고 호르몬치료를 먼저 하기로 했다. 체질량지수(BMI)가 28 정도라 병원에서 PT를 병행하라고 들었다. 주의할 사항은 무엇인가?

비만(BMI가 높은 것)은 자궁내막암 발병의 위험인자 중 하나이기 때문에 반드시 조절해야 하고, 특히 호르몬치료를 병행하면서 임신에 성공하려면 더욱 그렇다. 그렇지만 호르몬치료 시 뼈가 약화될 수 있기 때문에 무리한 무게로 웨이트 트레이닝 하는 것은 피하고, 유산소운동을 충분히 한다. 통상적으로 자궁내막암으로 치료

받은 환자에게는 150분/주의 중등도 유산소운동이나 60-75분/주의 고강도 유산소운동을 권하며, 체중을 줄여야 할 경우라면 운동량을 조금 더 늘려야 할 수 있다.

아울러 호르몬치료 때문에도 체중이 증가할 수 있으므로, 운동을 하는데도 불구하고 체중 감량 효과가 적다고 너무 낙담하지 말고 꾸준히 운동을 이어나가도록 한다.

Q 자궁내막암으로 수술과 방사선치료, 항암치료까지 마친 지 4개월 정도 되었다. 그런데 원래 무릎 관절이 좋지 않았는데 항암치료 후부터는 오래 걸으면 골반 한쪽이 아프다. 관절이 안 좋다고 하니 주변에서 수영을 많이 권하던데 해도 되는가?

수영은 체중을 지지해주는 관절에 통증이 있을 때 고를 수 있는 좋은 유산소운동 중 하나다. 그런데 걸을 때 골반 한쪽이 아픈 증상은 의사를 통해 확인해볼 필요가 있다. 항암치료 이후 발생한 신경 증상 등으로 한쪽 허벅지 근육이 약화되면 골반도 한쪽으로 틀어지게 되고, 체중이 한쪽 골반으로 쏠리게 된다. 그러면 체중이 쏠리는 쪽의 골반과 다리가 아프게 느껴지기도 한다. 또 한쪽 다리에 부종이 있는 경우에도 통증이 있을 수 있다. 그래서 반드시 의사의 확인을 거쳐 큰 문제가 없다면 지도를 받아가며 바른 영법으로 수영을 시작해보는 것도 좋다.

자궁내막암 환자들을 위한 재활 치료와 운동

모든 암의 치료 과정에 해당되는 이야기이긴 하지만, 자궁내막암의 경우에도 발병 및 치료 과정 이전의 신체 활동 수준을 회복하고, 장기간 와병으로 인한 근력 저하, 무기력 등을 막기 위해 재활 치료가 필요하다.

위에서 말한 것처럼 유산소운동이 추천된다. 일반적인 운동 권고사항에 따라 150분/주 이상(하루 30분, 주 5회 이상)의 중등도 유산소운동, 또는 60-75분/주 이상(하루 20-25분, 주 3회 이상)의 고강도 유산소운동을 추천한다. 비만인 경우, 재발 위험이 높아지므로 운동량을 더욱 늘려주는 것이 좋다. 걷기, 조깅, 자전거타기, 수영 등 다양한 종류의 유산소운동을 시행할 수 있으며, 항암치료 등으로 인한 말초 신경병증 증상이 있을 경우, 체중을 지지하는 운동보다는 고정 자전거타기(stationary bike)나 물 속에서 걷기 등을 추천한다. 또한 이러한 유산소운동 시에는 하지부종을 예방하기 위해 하지 압박스타킹을 착용하고 시행하면 무리가 없을 것으로 보인다.

수영의 경우, 발차기 동작이 많은데 운동 시 압박스타킹을 착용할 수가 없으므로 운동 후 부종 증상이 나타나는지 여부에 유의하며 해야 한다.

근력운동 역시 일반적인 운동 권고사항에 따라 상하지와 몸통의 근육을 골고루 돌아가면서 운동하는 것이 좋으며, 익숙하지 않을 경우 처음에는 전문가의 도움을 받는 것도 좋다. 한 동작은 보통 8-12회를 한 세트로 2-3세트 반복한다. 다만, 림프절제술을 동반한 환자들은 하지부종이 동반될 가능성이 있어 근력운동 시의 과도한 무게 증량은 피해야 한다. 또한 호르몬치료 중인 경우나 뼈 전이 등이 있는 경우에도 골절 위험이 있기 때문에 지나치게 무거운 무게를 드는 동작은 삼가야 한다.

이와 더불어 자궁내막암 환자들은 수술적 치료를 통해 병기 결정을 하므로 대부분 수술적 치료를 시행하게 되는데, 이때 골반 아래를 지지해주는 근육층이 손상 등으로 인해 약해질 수 있다. 이때 골반저근 강화 운동이 도움이 된다.

가장 손쉽게 할 수 있는 운동 중 하나가 요실금을 치료하기 위해 처음 고안된 케겔 운동(항문 조이기 운동)이다. 항문괄약근 같은 경우 우리가 우리 뜻에 따라 움직일 수 있는 골반저근 중 하나다. 일상에서는 항문을 서서히 조인 후 10초 정도 유지했다가 서서히 풀고, 그 다음은 2초 정도 간격으로 조였다가 푸는 것을 3회 반복한다. 10초 정도 쉬었다가 다시 처음부터 반복하는데, 한 번 할 때 한 회차를 10-20회 정도 반복할 것을 추천한다. 케겔 운동은 방사선치료를 시행한 환자의 질협착증 예방에도 도움이 된다. 실제 골반저근 움직임을 느끼면서 운동을 하기는 힘들 수도 있으므로 전문 기관에 있는 바이오피드백(움직이고자 하는 근육에 전극을 부착하고 운동을 했을 때 신호를 통해 피드백을 받을 수 있는 기구) 등을 활용하면 더욱 효과적일 것이다.

그밖에 일반적인 운동을 통해 신체 활동을 늘리는 것도 좋다. 요즈음 많은 이들이 즐기는 골프 같은 경우, 걷는 양이 많으나 크게 무리가 가는 수준은 아닐 것으로 보이므로, 스윙 동작 시 골반 주위 근육 통증 발생에 유의하면서 시행하면 되겠다. 테니스, 탁구, 배드민턴 등의 운동들은 활동량이 매우 높은 운동들로 혈액 순환량이 늘면서 부종을 발생시킬 우려가 크므로 이런 운동을 할 때는 압박스타킹 착용을 권고하며 증상 발생에 유의하며 운동 시간의 조절이 필요하다. 요가나 필라테스도 심한 통증을 유발할 정도의 동작이 아니라면 시행하는 것에 무리는 없을 것으로 보인다.

3
전립선암

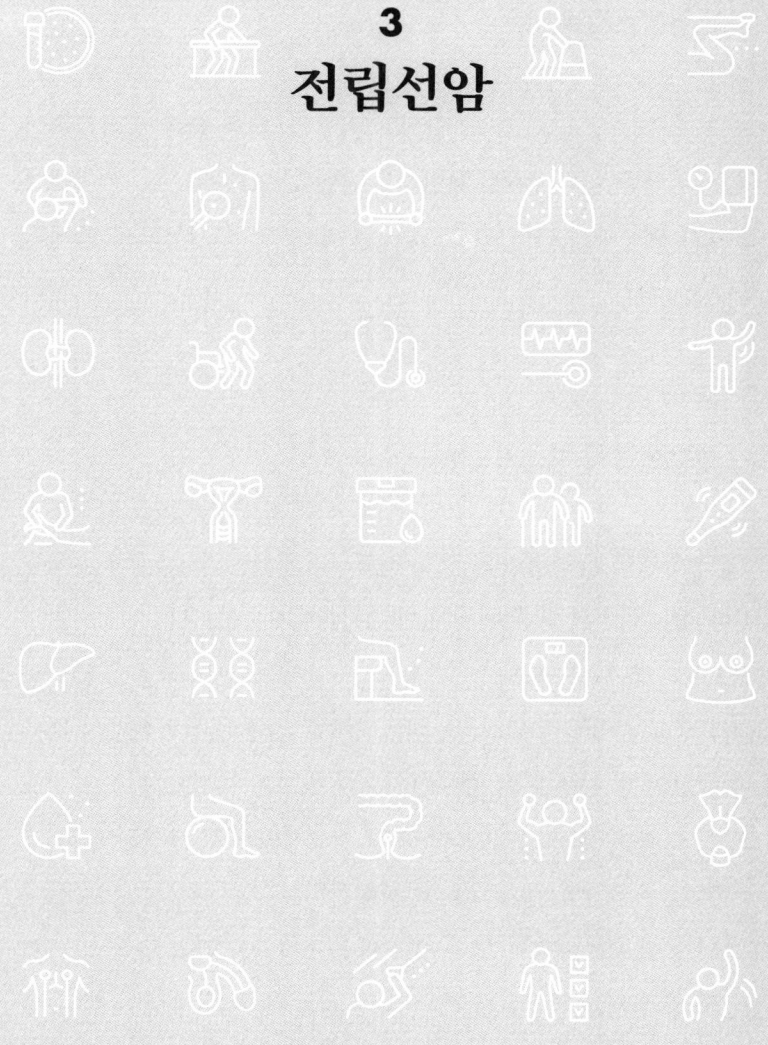

전립선암의 특징

전립선은 방광 바로 밑에 있는 밤톨 크기의 남성 생식기관이다. 전립선암은 남성에서 세번째로 흔한 암으로 주로 60-70대에서 많이 발생한다. 전립선암은 5년 생존율이 95% 이상으로 예후가 좋은 암이다.

전립선암의 치료와 신체 손상

암이 전립선에 국한된 국소 전립선암에서는 주로 근치적 수술이나 방사선치료를 시행한다. 림프절 절제술을 같이 하는 경우, 림프계의 흐름에 영향을 미치게 되고 성기능, 배뇨 작용을 담당하는 신경이 손상될 수도 있다. 국소적으로 진행된 전립선암의 경우에는 근치적 수술 또는 방사선치료와 호르몬치료를 병용해 치료한다. 이미 다른 장기로 전이가 된 전립선암에 대해서는 남성 호르몬치료(남성 호르몬 억제 치료)를 시행한다.

남성 호르몬치료를 받는 경우에는 성기능 장애, 얼굴 화끈거림, 유방 돌출, 고환 위축 등 자의적 조절이 힘든 증상이 생길 수 있다. 반면에 골다공증, 근육 위축과 근력 저하, 체중 증가, 피로감, 우울감 같은 자신의 노력으로 호전시킬 수 있는 문제도 있다.

사례 중심으로 살펴본 Q&A

사례 1 61세 남자로, 3개월 전에 전립선암을 진단받고 수술을 받았다. 전립선암 재발을 막으려면 운동을 해야 한다는데 어떤 운동을 하는 것이 좋은가?

활발한 활동을 하는 사람들과 운동을 규칙적으로 하는 사람들은 전립선암 재발이 적다는 것은 거의 확실한 사실이다. 또한 최근에는 적정 체중을 유지하는 것이 도움이 된다는 연구 결과도 나와 있다. 전립선암 재발을 예방하는 효과 외에도 활발한 신체 활동과 운동은 심혈관계 질환과 뇌혈관 질환 발생을 낮추므로 건강한 삶에 크게 도움이 된다. 그러므로 신체 활동을 활발하게 유지하고 규칙적인 운동을 하는 것이 여러 면에서 좋다.

사례 2 전립선암으로 수술을 받은 지 6개월이 지났다. 아직도 소변이 조금씩 새는 것 같고 오줌을 참기가 어렵다. 비뇨기과에서 처방한 약을 먹

고는 조금 나아지기는 했는데 아직도 밤에 화장실을 3번 정도는 가야 하고 소변을 조금씩 지려서 외출하기가 겁이 난다. 이런 상황에 도움이 될 만한 것은 무엇인가?

전립선암 환자들은 소변을 참는 요도 괄약근의 이상으로 소변이 자주 마렵거나 참기 어렵고, 밤에 화장실을 자주 가는 문제가 생길 수 있다. 약으로 상황을 호전시키는 도움을 받을 수 있지만, 그외의 다른 방법을 몇 가지 추천한다.

골반저 운동

흔히 케겔 운동으로 알려진 골반저 운동이 있다. 케겔 운동은 골반의 아래 부위에 있는 항문괄약근과 요도괄약근을 훈련하는 운동이다.

다음과 같은 순서에 따른다.

1. 편하게 앉는다.
2. 변을 자르듯이 괄약근을 조인다. 대변을 참는 듯이 힘을 주면 되는데, 이때 엉덩이에 힘을 주어 들썩거리거나, 배에 힘이 들어가면 안 된다.
3. 짧게 힘을 주었다가 빼는 것을 10회 반복한다. 오래 힘을

주거나 많은 횟수를 시행하면 괄약근에 통증이 생길 수도 있다.
4. 몸을 앞으로 숙여서 다시 힘을 준다. 몸을 앞으로 숙이면 힘이 들어가는 부위가 앞으로 이동하게 되는데, 이때는 소변을 참는 것 같은 상태가 된다. 이것은 앞쪽에 있는 요도 괄약근에 힘이 들어간 상태인데, 이를 10회 반복한다.

이러한 케겔 운동은 골반에 위치한 장기들을 움직여 골반을 튼튼하게 하고, 코어를 강화시키는 효과가 있다. 또한 허리를 튼튼하게 만들어 요통을 막는 데 도움이 되고, 하지부종에도 효과가 있어서 전립선암 환자들은 정기적으로 따라하는 것이 좋다.

소변 반사 조절

두번째 방법은 소변 반사를 조절하는 것이다. 소변이 새는 것은 주로 물소리나 그와 비슷한 소음이 나면 순간적으로 괄약근에 힘이 풀리면서 생기는 일이 많다. 그러므로 손을 씻거나 주방 일을 하면서 물소리를 내기 전에 먼저 가볍게 괄약근에 힘을 주는 습관이 필요하다. 이러한 반사를 이용해 물소리를 들으면서 케겔 운동을 하는 것도 도움이 된다.

이외에도 갑자기 편한 의자에 앉아서 긴장을 풀거나 몸을 이완시킬 때 소변이 새는 경우가 많으니 이런 상황에서는 항상 괄약근을 먼저 조이는 것을 습관으로 만드는 것이 좋다.

물건을 들 때 배에 힘이 들어가면 새는 경우도 많으니 배에 힘을 주기 전에 괄약근에 먼저 힘을 주도록 연습한다.

물, 음료, 술, 커피 금지

밤에 화장실을 자주 가는 편이라면 저녁식사 이후에 물이나 음료를 덜 마시는 것이 필요하다. 야간에 소변이 만들어지지 않도록 물 섭취를 줄이는 것이다. 술과 커피는 마시지 말아야 한다. 커피 외에도 소변을 자극하는 녹차나 홍차도 금하는 것이 좋다.

사례 3 2년 전쯤 전립선암으로 진단받은 후 수술을 받았다. 항호르몬치료가 필요하다고 해서 항호르몬치료를 하고 있는데 다리에 힘이 떨어지고 계단을 내려갈 때 다리가 후들거린다. 다리는 가늘어지고 배는 자꾸 나와 고민이 많다.

환자들은 특히 허벅지나 엉덩이 부위의 근육이 줄어들어 다리가 가늘어지고 엉덩이가 빈약해진다. 또한 다리에 힘이 빠져서 계단을 오르내리기 힘들고 나이가 많은 분들은 자주 넘어지게 된다.

복부에 지방이 쌓여 배가 나오고 조금만 일을 해도 지쳐서 아무것도 하지 못하겠다는 마음이 들 정도로 피로감을 자주 느끼게 된다. 또 외출하거나 사람들을 만나기가 싫고 기분이 처져서 아무것도 하기 싫어지는 마음에 사로잡히게 된다. 이러한 우울감은 정신적인 문제가 아니라 신체적인 변화에 따른 감정적 변화이므로 신체를 좀더 튼튼하게 하고 생활을 활기차게 바꾸어 해결해나갈 수 있다.

다리에 힘이 없을 때 먼저 해결해야 하는 근육은 엉덩이, 허벅지근육이다. 특히 허벅지를 조이는 안쪽 근육의 근력을 강화시키는 운동이 도움이 된다. 이를 위해서는 한쪽 다리로 서기, 계단 오르기, 사이드 스텝, 박스 오르내리기 같은 운동들을 추천한다.

하복부와 횡격막, 척추다열근 등의 복부를 둘러싸고 있는 근육을 코어 근육이라고 한다. 이 코어 근육을 강화시키기 위해서는 플랭크, 버드 도그, 데드 버그 운동 등이 좋다. 아울러 엉덩이근육을 강화시키기 위해서는 스쿼트, 브릿지, 런지 등이 도움이 된다. 다만 몸통의 근육들이 만들어지기 전에 하지의 근육 강화 운동을 시도하면 부작용으로 허리 통증이나, 무릎 통증 등이 악화될 수 있으니 주의한다.

걷기는 몸통 코어 근육과 허벅지 조임 근육, 엉덩이근육의 힘이 좋아진 다음에 조금씩 걷는 거리를 늘려가야 한다. 이러한 운동 없이 만보 걷기나 등산 등의 운동을 급하게 시도하면 허리 통증, 무릎 통증, 발바닥 통증, 엉덩이 통증, 장딴지 통증 등이 심해질 수 있다.

사례 4 3년 전에 방광암으로 수술을 받았다. 림프절 전이가 있어서 방광제거술과 골반에 림프절 절제술을 받았다. 수술 후에 왼쪽 다리가 조금씩 붓다가 지금은 조금만 걸어도 다리가 팅팅 부어서 걷기가 힘들다.

하지 림프부종은 재활의학과에서 전문적인 재활치료와 관리를 받아야 한다. 림프부종이 있는 환자들은 운동하는 것을 힘들어 한다. 비뇨기계 암 치료 후에는 운동이 필수적이지만, 걷기나 달리기 같은 운동은 다리를 더욱 붓게 만들어서 운동하기가 쉽지 않다.

다리가 붓는 환자들의 운동 원칙은 다음과 같다.

1. 총 운동량을 걷기나 달리기로 채우지 않는다.

하지부종 환자에서의 걷기는 당뇨 환자에서의 흰쌀밥과 같다. 영양과 에너지 공급을 위해 쌀밥이 필요하지만, 그것만으로 건강을 유지할 수 없는 것처럼 말이다. 그러므로 하지부종 환자는 다양한 운동들을 섞어서 시행하고 30분 이내로 걷기를 자주 시행하는 것이 좋다.

2. 코어와 엉덩이, 허벅지 안쪽 근육을 단련시킨다.

코어와 엉덩이, 허벅지 안쪽 근육들을 단련시키고 걸을 때 적절하게 사용하는 법을 익히면 걷거나 활동할 때의 부종을 줄일 수 있다.

3. 운동할 때 다리가 많이 부으면 압박스타킹을 착용하고 운동한다.

4. 운동할 때 심박수를 너무 높이 올리지 말고 맥박이 올라가면 운동을 잠시 쉬고 안정된 후에 다시 운동을 시작한다.

사례5 3년 전에 전립선암 수술을 받고 잘 지내던 중에 작년에 재발이 되어 방사선치료를 받았다. 그후로는 고환이 부어 물이 흐르고 짓무른다.

고환 부위의 부종은 케어하기가 매우 어렵지만, 다음과 같은 방법들이 도움이 될 것이다.

_ 손날을 이용해 하복부에서 허리라인으로 피부를 천천히 위로 쓸어올린다. 양손을 이용해 번갈아 천천히 10회 반복한다.

_ 손바닥을 이용해서 부어 있는 부위의 피부를 천천히 5도 정도 비틀어 마사지한다. 누르지 말고 살짝 드는 기분으로 돌린다. 자리를 옮겨가면서 5회 정도 시행한다.

_ 거즈를 이용해서 고환을 가볍게 쥐고, 귤을 쥐고 누르듯이 쥐었다 놓기를 10회 반복한다.
_ 올록볼록한 모비덤 패드를 적당히 잘라서 팬티 속에 넣거나 모비덤 패드를 대고 가볍게 움직이는 것도 도움이 된다.

전립선암 환자들을 위한 재활 치료와 운동

어떤 운동을 얼마나 해야 하는가는 누구에게나 어려운 문제다. 전립선암에 특히 좋은 운동을 선택하는 것보다는 나의 신체와 건강 상태에 맞춰 좋은 운동들을 찾아가는 것이 좋다. 일반적으로 50대 이후 남자에게 도움이 되는 신체활동과 운동의 기본적인 원칙은 다음과 같다.

첫째, 다양한 운동을 한다.

한 가지 운동만 하는 것은 좋지 않다. 예를 들면 만보 걷기만 한다고 건강해지기는 어렵다. 몸에는 600개가 넘는 근육들이 있다. 건강한 신체를 만들기 위해서는 이러한 근육들에 다양한 방법으로 자극을 주는 것이 좋다. 그러므로 다양한 운동들을 골고루

하는 것이 도움이 된다. 선택해볼 수 있는 운동들은 다음과 같다.

1. 유산소운동과 하지 근력운동
_ 걷기, 조깅, 자전거타기, 계단 오르기
2. 균형과 하지 협동 운동
_ 한 발로 서기, 사이드 스텝, 필라테스
3. 코어 운동
_ 스쿼트, 런지, 브릿지 운동
4. 척추 운동
_ 버드 도그, 데드 버그, 브레이싱, 할로잉
5. 동작 패턴 운동
_ 태극권, 기공, 요가
6. 다양한 스포츠들

둘째, 새로운 동작과 운동을 시도한다.

익숙한 운동이나 강도는 신체에 자극이 되지 못한다. 새로운 동작을 배우고 시도함으로써 인지 기능과 신체의 조화를 만들어 내고 이를 통해 건강한 몸을 만들 수 있다. 최소한 1년에 한 가지 이상의 새로운 운동을 시도하고 같은 운동이라도 강도와 패턴을 변화시킨다.

셋째, 호흡의 중요성을 생각한다.

운동은 심장과 폐의 반응을 조절하면서 몸을 조절하고 조화를 이룰 수 있는 능력을 기르게 한다. 이러한 심폐조절 능력을 키우기 위해서는 적절한 호흡이 중요하다. 복식호흡 같은 다양한 호흡 운동을 연습하고, 운동을 하면서 호흡이 조화를 이루도록 운동한다.

4
두경부암

두경부암의 특징

두경부암에는 설암(혀암) 등의 구강암, 편도암 등의 인두암, 후두암, 그리고 침샘암이 있다. 두경부암에 속한 각 암마다 특징과 상태가 다르고, 같은 암이라고 해도 환자마다 문제가 다르다. 그래서 각자 자신의 상태를 잘 알고, 문제를 해결하는 방법들을 찾아가야 한다. 치료 후 생기는 문제들은 씹고 삼키는 문제(연하장애), 말하기(조음 혹은 구음 장애), 숨쉬기(호흡장애), 목이나 머리 주변의 통증과 움직이기 불편함, 조임, 단단함, 그리고 목 주위의 림프절 절제술(경부 림프절 청소술 혹은 곽청술)을 받은 환자는 어깨 주변의 통증과 움직이기 불편함의 증상을 가질 수 있다.

두경부암의 치료와 신체 손상

두경부암의 치료는 암종이나 상태에 따라 매우 다양하다. 일반적으로는 수술, 방사선치료, 그리고 항암화학요법을 시행한다. 두경부암의 치료는 종류, 병기, 부위에 따라 차이가 있다. 예를 들어 조기 후두암의 경우, 치료 후 발성을 유지하기 위해 수술보다 방사선치료를 먼저 시행하는 경우가 많다. 조기 설암의 경우, 그와 반대로 방사선치료 시 발생하는 급성 점막 독성 발생의 가능성으로 인해 수술적 치료만을 먼저 시행하기도 한다. 반면, 진행성 암을 진단받은 경우에는 여러 치료를 병용해 완치율을 높이는 데 집중해야 한다. 진행성 암에서 치료 방법을 결정할 때는 여러 인자들이 고려된다. 첫째, 종양이 수술로 제거가 가능한지 여부를 확인하고, 불가능한 경우에는 방사선치료와 항암치료만을 병행하여 시행할 수 있다. 수술이 가능한 경우라면, 의료진은 병용 요법을 선택할 때 치료 이후 장기적으로 기능적 후유증을 고려한다.

두경부암 치료 이후 발생할 수 있는 신체 변화의 예로, 두경부 림프부종이 안면부뿐만 아니라 후두덮개 등 기도 내부에 발생한다면 호흡 기능에 문제를 야기할 수도 있다. 삼킴과 관련된 연하 근육의 부종 및 섬유화가 발생할 경우 연하 곤란이 발생할 수 있으며, 저작근 또는 안면신경의 손상을 가져오는 경우 입벌림 장애, 침흘림, 연하 곤란 등이 야기될 수 있다. 그외에 두경부 연부조직의 섬유화가 진행된 경우에는 목 움직임의 제한이 발생하기도 한다.

치료에 따른 손상 부위는 다음과 같이 암의 위치에 따라 달라진다.

(1) 수술

구강암은 상대적으로 조기에 발견되고 있어서 수술적 치료를 시행하는 경우가 많고, 이를 통해 방사선치료 후 발생하는 점막부 부작용을 줄일 수 있다. 구강암에서 수술 이후에 혀의 일부가 절제되거나, 구강 내에 피부 근육조직을 이식한 경우에 혀의 움직임에 제한이 생기게 된다.

혀의 움직임에 제한이 생기면 발성, 음식물 씹기, 음식물 삼키기에 장애를 유발할 수 있으므로 이에 대한 적절한 운동이 필요하다. 그래서 혀, 볼 점막 등은 수술 후 효과적인 재건술과 재활을 통해 기능 회복을 도모할 수 있다. 구강부에 시행하는 방사선치료는 잠재적인 점막 손상으로 구강 섭취가 어려울 수 있고, 침샘에 적용할 경우 심각한 구강 건조증이 발생할 수 있다.

(2) 입인두

암의 턱관절 침범 및 치료 후 섬유화로 인해 흔히 입벌림 장애가 발생할 수 있다.

연구개 절개가 필요한 경우, 입천장 인두기능 부전으로 인한 언어 및 삼킴 기능의 문제를 발생시킬 수 있다. 입인두 벽 제거가 필요할 경우에는 삼킴 기능의 문제가 발생할 수 있고, 방사선치료의 경우 림프부종이나 인두근육의 섬유화로 인해 삼킴 기능이 더 악화될 수 있다.

(3) 비인두

비인두암의 경우 수술적 치료로 완벽하게 암을 제거하는 것이 어려워 방사선치료가 병행되는 경우가 많다. 다른 두경부암에 비해 방사선 조사 범위가 넓어 이로 인해 연부조직 손상이 발생할 수 있다. 또한 비인두암이 진행해 뇌와 근접한 접형동 부근의 두개골까지 진행할 경우, 뼈 괴사가 발생할 수 있고, 뇌손상으로 인한 인지 기능의 문제를 야기하는 경우도 있다.

(4) 하인두

하인두암은 수술 및 방사선치료 이후 후두 덮개와 주변 근육들의 섬유화가 진행되어 연하장애가 잘 발생한다.

(5) 후두암

후두 적출술을 시행할 경우, 삼킴과 발성 기능을 유지하기 위한 스피치 밸브 등을 삽입해볼 수 있다. 방사선치료 이후에 발생하는 림프부종 및 섬유화로 인해 영구적으로 쉰 목소리가 되는 등

음성의 질이 떨어질 수 있다.

사례 중심으로 살펴본 Q&A

(1) 말하기 문제

말하기는 주로 발음이 정확해지지는 않는 조음 장애가 문제다. 두경부암 환자들에서 조음 장애는 주로 자음 발음에 어려움이 생긴다. 우리말에서 자음 발음은 발음이 만들어지는 위치에 따라 다음과 같이 구분된다.

_ 치조음(치설음) : ㄴ, ㄷ, ㄹ
_ 구개음 : ㄱ, ㅈ
_ 양순음(구순음) : ㅁ, ㅂ, ㅍ
_ 후두음 : ㅎ

설암 환자는 혀를 절단한 후 남아 있는 혀가 앞, 위로 움직이지 않아 발성의 문제가 생긴다. 이러한 경우에는 혀가 앞이빨 뒤쪽에 닿았다가 떨어지면서 소리가 나는 치조음(ㄴ, ㄷ, ㄹ)과 입천장에 닿거나 가까이 가서 소리가 나는 구개음(ㄱ, ㅈ)의 발음이 부정확해진다.

발성 요령은 턱을 작게 내리고 입을 조그맣게 벌린 상태에서 가능한 한 혀를 위쪽으로 밀어올리면서 소리를 낸다. 받침에 있는 소리는 더 어려우므로 가능하면 연음으로 다음 음절의 초성으로 발음하도록 연습한다. 이러한 방법으로 〈가, 나, 다, 라, 자, 차〉 발음을 연습한다. 실생활에서는 가능하면 이러한 발음이 포함된 단어는 피하는 것이 좋다. 발음하기 어려운 단어를 적어놓고, 발음이 쉬운 대체 단어를 적어서 익숙해지도록 한다.

설음 이외에도 후두암 환자들은 방사선치료 후에 혀뿌리 부위나 후두 부위의 근육이나 조직들이 단단해져서 혀가 앞으로 잘 뻗어지지 않으면서 발음이 부정확해지게 된다. 그래서 혀를 앞과 위로 쭉 빼는 운동을 반복해야 한다.

후두음 'ㅎ'의 발성 장애도 많다. 그러나 반복적인 연습으로 충분히 좋아질 수 있다. 목구멍을 조이면서 피리를 불듯이 나는 소리이므로 목에 긴장을 주면서 연습하면 좋다.

양순음 'ㅁ, ㅂ, ㅍ'은 대부분의 환자들에서 문제가 되지 않으나, 다른 발성이 잘 안 되면서 이러한 발음에도 문제가 생긴다. 입술을 붙였다가 떨어지는 동작을 정확하게 하고, 약간의 비음을 섞어주면 정확한 발음을 낼 수 있다.

(2) 삼키기 문제(연하장애)

연하장애는 주로 하인두암(주로 편도암) 이후에 많이 발생한다. 항암방사선치료를 시행한 환자에서 처음에는 문제가 심각하지 않은데, 몇 년이 지나면서 점차 심해져서 물을 마시면 사레가 잘 들리고, 음식물을 삼키면 목에 걸려 있는 증상이 생긴다. 사레가 자주 들리게 되면 음식물이 폐로 넘어가서 생기는 흡인성 폐렴의 원인이 되므로 재활의학과에서 연하 검사와 평가를 받고, 삼킴에 대한 계획을 세워 치료를 받아야 한다. 삼킴 장애는 주로 연부조직의 유착으로 인한 움직임 제한으로 발생한다. 이를 호전시키고 예방하기 위해서는 평소에 다음과 같은 운동을 꾸준히 해야 한다.

후두 조임 운동

손으로 목 앞 부분의 연골 부위를 만져본다. 이 연골은 갑상연골이라고 부르는 조그만 방패 모양의 연골로, 성대를 앞에서 보호한다. 삼킬 때는 이 부위가 앞, 위쪽으로 충분히 움직여져야 한다. 그런데 이런 움직임을 만드는 후두 주위 근육들이 굳어지면 이 움직임이 없어지게 된다. 후두 조임 운동은 가능한 높은 음으로 "익"

소리를 길게 내어서 갑상연골 주변의 근육이 긴장하도록 한다. 갑상연골은 소리를 낼 때 위로 움직여져야 한다. 10회 정도 반복한다. 그렇다고 이 연습을 할 때 큰 소리를 낼 필요는 없다.

후두 거상 운동

높은 소리를 낼 때 후두의 거상이 잘 일어난다. 그래서 높은 음을 내면서 갑상연골이 위로 올라가도록 연다. 이러한 운동법은 '팔세토 발성법'이라고 하는 운동법과도 유사하다. "깍" 혹은 "아악" 소리를 천천히 고음으로 발성하면서 갑상연골이 위로 올라가도록 유도한다.

혀 들어올리기 운동

턱을 가볍게 들고 혀를 가능한 한 앞쪽으로 뻗어준다. 앞니의 뒤쪽에 닿은 느낌으로 뻗어주어 혀 뿌리 부위가 당기는 느낌이 생기도록 한다.

노래 부르기

노래 부르기는 호흡과 발성을 모두 좋게 만드는 연습이다. 저음은 기관지 울림을 크게 하고 고음은 후두의 상승을 유도하므로 둘 다 충분히 연습하면서 노래를 부르는 것이 좋다.

(3) 목 근육의 단단함과 당김

목 주변 근육의 단단함과 당김은 목 앞쪽의 근육(전경근)과 목 옆쪽의 근육(흉쇄유돌근, 사각근)에서 모두 발생할 수 있다. 이러한 근육의 문제는 삼킴 장애, 목 통증, 두통, 경추 디스크 통증 등 여러 통증의 원인이 된다. 따라서 평소에 이러한 근육의 스트레칭(전경근 스트레칭, 흉쇄유돌근 스트레칭, 사각근 스트레칭)을 매일 시행해 항상 부드럽고 길고 넉넉한 상태가 유지되도록 한다.

(4) 어깨의 문제

경부의 림프절 절제술을 받은 환자들은 어깨 위를 덮개처럼 덮고 있는 어깨 뒤쪽 근육(승모근)에 마비가 생기게 된다. 그래서 수술받은 쪽 어깨가 처져 보이고, 팔을 들어올리기 어려워진다.

몇 달 더 시간이 지나면 팔을 드는 동작은 회복되는데, 어깨가 앞으로 둥글게 구부러지고, 어깨에 반복적인 통증이 발생한다(어깨충돌증후군).

좀 더 살펴보면 부신경의 손상으로 인해 주변 근육의 마비가 발생할 수 있다. 수술 직후에 팔을 들어서 팔꿈치가 귀에 닿지 않는다면 부신경 장애로 인한 승모근의 마비가 발생한 것이다. 그러므로 재활치료와 운동으로 2차적인 후유증이 발생하지 않도록 재활하는 것이 필요하다.

또한 상부경추신경총의 장애가 발생해 귀 앞쪽, 턱 주변, 목, 가슴 위쪽의 감각 이상이 발생하게 된다. 이러한 경우에 특별한 치료는 필요하지 않고, 시간이 지나면 저절로 조금씩 호전된다.

부신경의 장애는 한쪽의 흉쇄유돌근에도 영향을 주게 된다. 귀 아래에서부터 앞쪽으로 내려오면서 빗장뼈 앞부분에 이르는 근육이 흉쇄유돌근으로, 이 근육은 거울을 보면서 고개를 돌릴 때 목 양쪽에 사선으로 내려오면서 V자 모양을 이루고 있다. 이 근육의 이상은 초기에는 느끼지 못하지만 수개월이 지나면서 점차 가늘어지고 단단해지면서 유연함을 잃게 된다. 이러한 경우에는 점차 두통이 나타날 수도 있고, 목의 자세가 점점 나빠져서 '자라목 증후군'과 유사한 문제를 일으키게 된다. 따라서 초기부터 흉쇄유돌근 스트레칭을 매일 해주어야 한다.

이러한 문제가 있는 경우에는 재활의학과 진료와 치료가 반드시 필요하다. 평소에 스스로 운동하는 방법은 어깨 뒤로 돌리기, 어깨 뒤로 조이기 등이 있다.

또한 일상생활에서 팔을 들어올릴 때 가운데로 팔을 들고, 팔을 뻗을 때는 팔을 가운데로 들어서 옆으로 뻗도록 2단계로 움직이는 패턴을 연습해가야 한다.

(5) 방사선치료 후 재활

초기에는 문제가 없다가 점차 진행될 수 있으므로 초기부터 입을 벌리는 운동을 매일 시행해야 한다. 입을 벌리는 동작으로는 1) 턱을 앞뒤로 움직이기 2) 옆으로 움직이기 3) 위아래로 움직이기 등을 연습해야 한다. 특히 입을 벌릴 때는 최소한 손가락 두 개를 포개서 들어갈 수 있을 정도의 폭이 만들어지도록 해야 한다.

방사선치료가 귀아랫 침샘이나, 턱밑 침샘에 조사된 경우에는 입마름 증상이 발생할 수 있다. 입이 마르면 입냄새와 구강 내 세균 번식 등의 위생 문제가 생길 수 있으므로 구강 내 수분이 유지되도록 노력해야 한다.

방사선치료가 구강 뒤 하인두 부위(귀 아래, 턱 뒷부분)에 적용된 경우에는 수개월에서 수년이 지난 후에 후두 덮개(기도 입구를 덮어주는 구조물)의 섬유화, 후두 주변 근육의 섬유화가 진행되어서 삼킴장애가 발생한다. 따라서 초기부터 혀뿌리 부위와 후두 부위 근육 움직임이 유지되도록 매일 연습해야 한다. 또한 갑상연골의 상하 움직임이 제한되지는 않은지 관찰하고 주변부의 피부와 피부

밑의 조직이 유연하게 유지되도록 스트레칭과 마사지를 시행해야 한다.

두경부암 환자들을 위한 재활 치료와 운동

두경부암 치료 이후 두경부 부분의 기능 저하 및 삶의 질 저하를 일으키는 다양한 신체 기능의 변화가 생길 수 있다. 방사선치료 등 치료 직후 발생하는 급성 독성 증상의 경우, 치료 후 몇 달간 일부 호전되면서 남아 있는 신체 증상들이 지속될 수 있으며, 치료 즉시 증상이 발생하지는 않지만 조직 손상과 관련된 증상은 몇 년 후에 발현할 수도 있다. 예를 들어 두경부 림프부종이나 조직 섬유화는 치료가 끝나고 몇 달 또는 몇 년 뒤에도 발생할 수 있다. 따라서 발생할 수 있는 문제들을 미리 인지하고 이를 예방하기 위한 신체 운동을 시행하는 것이 꼭 필요하다.

두경부암에서 전신재활운동의 주된 목표는 다음과 같다.

_ 바른 자세 만들기
_ 목주변 근육의 좋은 상태 유지하기

_ 승모근 마비로 인한 기능 문제 해결하기

_ 흉쇄유돌근 단축으로 인한 문제 해결하기

_ 건강한 호흡 만들기

    권장되는 재활 운동으로 어깨 주변 근육의 운동, 특히 어깨 뒤쪽 근육 운동을 시행해서 앞으로 둥글게 구부러지는 자세를 교정해야 한다. 예를 들면 어깨 뒤로 돌리기, 어깨 뒤로 조이기 운동 등이다. 목 스트레칭 운동으로는 전경근 스트레칭, 흉쇄유돌근 스트레칭, 사각근 스트레칭, 목뒤 부분의 머리 바로 아랫쪽에 위치한 머리널판근(두판상근) 근육의 스트레칭도 필요하다.

    올바른 자세를 유지하기 위해서는 척추 주위의 작은 근육들을 강화시키는 운동이 도움이 된다. 걷기, 플랭크 등의 코어 운동, 물에서 시행하는 아쿠아 운동 등이 도움이 된다.

    올바른 호흡은 횡격막을 이용하는 복식호흡이다. 두경부암 치료 후에는 오랜 암 치료로 인해 복식호흡이 흉식호흡으로 전환되고, 가슴을 들면서 숨을 쉬거나, 어깨를 들썩거리는 좋지 않은 호흡 습관이 만들어졌을 수 있다. 호흡을 할 때 가능한 어깨가 들썩거리지 않도록 하고, 복식호흡으로 안정된 호흡을 하도록 연습해야 한다.

일반적으로 두경부암 환자들에게 권장되는 운동은 다음과 같다.

(1) 유산소운동

심혈관 기능을 향상시키며 수술 후 저하된 신체 컨디션 호전에 도움을 줄 수 있다. 저강도에서 시작해 서서히 강도와 지속 시간을 증가시키도록 한다.

(2) 근력운동

근력운동은 신체 균형과 기능을 향상시킬 수 있다. 역시 저강도에서 시작해 서서히 강도를 올리도록 하며, 이는 전문가의 지도를 받는 것이 좋다.

(3) 스트레칭 운동

두경부암 이후 발생하는 지연 효과로 인한 조직 섬유화로 인해 경부 관절 가동범위는 치료가 끝나고 몇 달 이후 서서히 발생할 수 있다. 따라서 장기적인 목, 어깨, 상체의 유연성 및 운동 가동범위 유지를 위한 스트레칭과 운동이 꾸준히 시행되어야 한다.

일반적으로 두경부암 환자들의 경우, 고강도 운동을 할 때 호흡 곤란 및 후두 경련을 야기할 수 있으므로 저강도에서부터 서서히 강도를 올리거나, 근력운동에 초점을 맞추는 것이 좋다. 갑작스럽게 목운동을 하게 되면 통증을 악화시킬 수 있으므로 통증이 없는 범위에서 서서히 목 스트레칭을 시행해 횟수를 늘려가야 한다. 수술 후 상처가 있는 부위나 방사선치료로 인해 피부 민감도가 높은 부위에 압력을 가하는 운동은 조심해서 시행한다. 두경부암 환자의 치료 후 위약이 발생할 수 있는 근육의 점진적 근력운동이 도움이 될 수 있다. 하지만 적절한 운동 방법 및 강도는 치료 후 회복 과정에서 의사의 권고에 따라 시행한다.

_ 목 들기 운동 : 손을 양쪽으로 내려 턱을 가볍게 앞으로 이동한 상태에서 양쪽 목쪽으로 천천히 옆으로 들어올린다. 이 동작은 목의 측면 근육을 강화시키는 데 도움을 줄 수 있다.

_ 덤벨 운동 : 한 손에 덤벨을 들고 팔을 구부리고 펴는 동작을 반복한다. 이 동작은 팔의 뒷쪽 근육인 트라이셉스를 강화시킬 수 있다. 아울러 손잡이를 잡고 등을 뒤로 빼며 팔을 당기는 동작을 반복한다. 이 동작은 등과 상체 근육을 강화시킬 수 있다.

두경부암 환자의 경우, 스포츠의 종류에는 큰 제한을 두지 않아도 될 것으로 판단된다. 그러나 호흡과 관련된 기도부 협착 및 기관 절개술 및 기도 보호가 필요할 경우에는 기도 흡인이 발생할 수 있는 수중 운동 등은 피해야 한다. 또 갑작스럽게 격렬한 운동을 시행하는 경우 후두 경련 등으로 인한 호흡 곤란이 발생할 수 있으므로 주의한다.

5
폐암

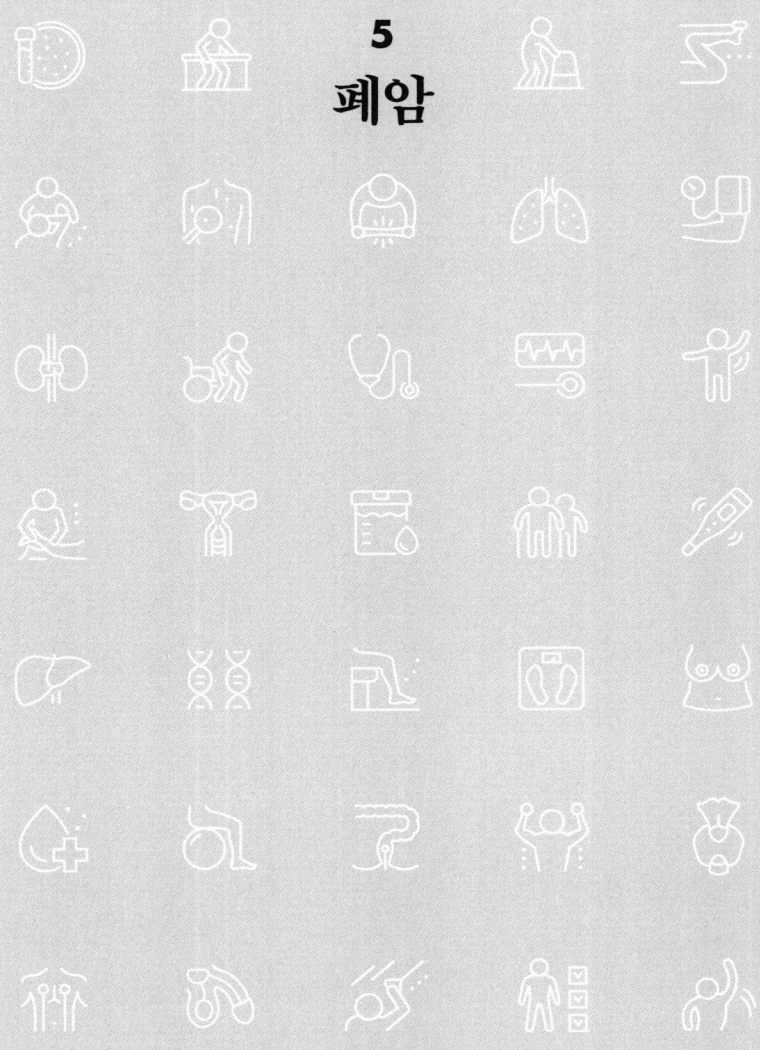

폐암의 특징

지속적인 기침이나 흉부의 감염, 호흡곤란, 쉰 목소리, 흉통 또는 객혈 같은 증상이 있는 경우에 폐암이 의심될 수 있으며 발열, 식욕 감퇴, 원인을 알 수 없는 체중감소 및 피로감이 있을 수도 있다. 영상검사를 통해 폐암이 의심되는 병변이 있으면 조직검사를 통해 비소세포폐암과 소세포폐암으로 나누게 된다. 종양의 크기, 국소림프절 침범, 다른 장기로의 전이 여부 등에 따라 수술, 항암화학치료, 방사선치료, 표적치료, 면역항암치료 등의 방법으로 치료하게 된다.

폐암의 치료와 신체 손상

초기 폐암은 수술을 시행하게 되는데 암의 크기에 따라 분절절제술, 폐엽절제술, 폐절제술로 나눌 수 있다. 분절절제술은 매우 적은 양의 폐를 제거하는 것이며, 폐엽절제술은 폐엽 중 하나를 제거하는 것으로 비소세포폐암의 표준치료 방법이며, 폐절제술은 양쪽 폐 중 하나를 완전히 제거하는 방법이다. 암의 병기에 따라 수술 후 항암화학요법과 방사선치료를 시행하게 된다. 병기가 많이 진행된 경우에는 수술적 치료가 불가능하여 완화치료 목적의 항암화학요법과 방사선치료만 받는 경우도 있다.

분절절제술 또는 폐엽절제술 후에는 폐기능이 약간 감소할 수 있으나 대부분의 경우 크게 호흡곤란을 느끼지 않는다. 수술 부위 통증이 있을 수 있지만 최근 많이 시행하는 방법인 비디오 보조 하 흉강경수술로 하는 경우, 수술 후 합병증이 많지 않으며 상처가 아문 후에는 큰 제약 없이 운동할 수 있다.

하지만 개흉술을 통한 폐엽절제술 또는 폐절제술로 폐기능 저하가 발생한 경우, 수술 전과 비교해 가벼운 활동을 할 때도 호흡곤란을 느끼거나 조금만 움직여도 쉽게 피로해질 수 있다. 폐기능 감소가 심한 경우 산소포화도가 저하되는데 움직이거나 걸으면 산소포화도가 더 저하되면서 심한 호흡곤란을 느낄 수 있고 휴식할 때도 호흡곤란, 산소포화도 저하가 생기는 경우가 있다. 이러한 경우에는 가정용 산소를 처방받아 사용하는 것이 도움이 될 수 있다.

수술 부위 통증이 오래 지속되거나 통증으로 인해 수술한 쪽 어깨 관절의 가동범위가 줄어드는 경우도 생긴다. 개흉술을 한 경우 상처가 회복되는 기간 동안은 과도한 어깨관절 운동을 하지 않는 것을 권하지만, 상처가 회복된 이후에는 근육과 관절의 스트레칭을 적절히 해야 관절구축과 근육마비를 예방할 수 있다.

항암치료의 합병증은 사용하는 약물에 따라 조금씩 다르게 나타날 수 있지만 흔히 빈혈, 피로, 탈모, 메스꺼움과 구토, 식욕부진, 호중구 감소로 인한 면역력 저하, 신장독성, 혈소판 감소, 말초신경독성에 의한 손이나 발의 저림, 무감각 등이 나타나게 된다.

방사선치료의 경우는 부작용이 거의 없지만 방사선을 조사하는 부위에 포함되는 종양 주변의 건강한 조직을 손상시킬 수 있기 때문에 피부 손상이나 식도염 같은 부작용이 나타날 수도 있다. 대부분은 치료 2-3주 후에 나타나며 치료 종료 후 수주 이내에는 호전되는 것으로 알려져 있다. 흉부에 방사선치료를 하는 경우 치료 후 2주에서 6개월 정도의 시간이 지난 후 방사선폐렴 합병증이 나타나 기침, 발열, 흉부 충만 증상이 나타날 수 있어 치료가 필요할 수 있다.

표적치료는 항암치료보다는 부작용이 심각하지 않다. 그러나 흔히 위장계 부작용으로 설사, 구토, 메스꺼움이 나타날 수 있고 발진, 건성피부, 손발톱 변화, 변색 같은 피부 부작용, 고혈압 등의 부작용이 나타날 수 있다.

수술, 항암화학치료, 방사선치료 등의 여러 합병증은 시간이 지나면 많은 경우 호전된다. 그러나 폐암 치료를 받은 많은 환자들에서 장기적인 합병증으로 움직일 때 쉽게 호흡곤란을 느끼거나, 심폐지구력이 감소해 이전보다 운동능력이 떨어지는 것을 느낄 수 있고, 쉬어도 잘 호전되지 않는 심한 암성피로와 체중이 줄어드는 근감소증을 겪게 될 수 있다.

사례 중심으로 살펴본 Q&A

사례 1 63세의 남자는 비소세포폐암 1기에서 비디오 보조 흉강경수술로 폐엽절제술을 받았다. 현재 수술 이전과 기능적인 차이는 별로 없지만, 폐 수술 부위가 아프고 뻣뻣한 느낌이 들어 걱정스러운 마음에서 수술 전에 하던 운동을 하지 않고 있다.

암을 진단받고 치료를 받은 분이라고 하더라도 보통 사람들에서 권장되는 운동이나 신체활동 지침을 따르기를 권고한다. 일반적인 권고사항이라 함은 일상적인 활동 외에 중강도에서 고강도의 운동을 적어도 30분 이상 일주일에 5일 이상 시행하는 것을 의미한다. 미국암협회는 암예방을 위해 45-60분의 운동을 하라고 권고한다.

일반적인 운동 권고사항은 심폐지구력 향상을 위한 유산소운동과 근력 향상을 위한 저항운동으로 나눌 수 있다.

유산소운동은 하루에 30분 이상, 주 5회의 중간 강도의 운동을 하거나 하루 20분, 주 3회 고강도 운동을 하는 것을 권장한다. 중간 강도의 운동이란, 심박수가 평상시보다 올라갈 정도의 힘든 운동으로, 땀이 어느 정도 나는 강도를 의미하며 옆 사람과 대화는 할 수 있는 정도의 힘든 정도를 말한다. 운동 종류는 걷기, 조깅, 야외 자전거타기, 실내 자전거타기, 수영, 물 속에서 걷기 등 다양하며 개인의 건강 상태와 생활 환경에 맞추어 선택하면 된다.

근력운동은 상지와 하지, 몸통운동을 모두 포함하는 것이 좋으며 8-10가지의 운동 동작을 한 번에 8-12회 1세트로 해서 2-3세트 정도 하고 일주일에 2회 이상 할 것을 권장한다.

폐암은 고령에서 자주 발생하므로 65세 이상의 노년층에서 운동시 주의할 점을 참고하는 것이 좋다. 의료진으로부터 낙상 위험이 높다고 들었다면 유산소운동과 근력운동 외에 균형훈련을 추가하는 것이 좋다. 쉽게 피곤해서 운동을 포기하기 쉬우므로 일주일치, 또는 한 달치 운동계획을 미리 세우고 이에 맞춰 운동하는 것이 좋다. 고령이라 하더라도 유산소운동만 하기보다는 근력운동을 같이 하는 것이 좋으며, 최고로 힘든 정도의 강도를 10이라고 할 때 6 정도에 해당하는 중간 강도의 운동을 유지하는 것이 운동효과를 얻는 데 도움이 된다.

사례 2 67세의 남자는 비소세포폐암 2기로 우측 폐절제술을 받았다. taxol/carboplatin으로 항암치료를 4차에 걸쳐 받고 좌측 폐의 기저에 폐기종 있고 폐기능이 저하된 상태다(FVC 2.29L 72%, FEV1 1.32 L 57%, FEV1/FVC 58% 만성폐쇄성폐질환 2단계). 항암치료 후 항상 피곤하고 체중이 발병 이전 65kg에서 현재는 50kg까지 줄어 전반적으로 무기력하다고 한다. 이전에는 주말마다 등산을 다닐 수 있었는데 최근에는 동네 한 바퀴를 돌기도 힘들어 운동을 거의 하지 않는다. 수술했던 부위 근처에 아직도 통증과 근육이 뻣뻣한 느낌이 남아 있다고 한다.

재활운동 권고사항은 보통 사람들에 대한 운동지침과 동일하다. 그외 현재 근감소증이 의심되기 때문에 영양상담을 통해 적절한 체중이 회복될 수 있도록 영양섭취를 하는 것이 도움이 될 수 있고 지속적으로 체중을 확인하는 것을 추천한다. 환자의 병력상 만성폐쇄성폐질환을 가지고 있기 때문에 호흡재활치료에서 권장하는 흡기근훈련이나 기침보조 소도구 사용이 도움이 될 수 있다. 수술 부위 통증과 근육경직에 상지의 스트레칭이 도움이 될 수 있으므로 운동 프로그램에 상체의 스트레칭, 흉곽의 스트레칭 운동을 포함시키도록 한다.

사례 3 61세의 남자는 비소세포폐암으로 2년 전 우측 폐암 발견 당시 뇌전이가 있어 뇌수술을 받았다. 폐암에 대해서는 4기 진단 후 완화목적의 항암치료를 시작했다. pemetrexed/cisplatin 4차까지 하고 pemetrexed 유지중이다. 경과 중 상대정맥증후군이 발생해 방사선치료를 했고 뇌의 다른 부위에 전이가 발생해 감마나이프 수술을 받았다. 약물치료를 면역항암제 Atezolizumab으로 변경 후 docetaxel로 다시 변경했다. 현재 가정산소 치료 중이며 온몸에 부종 증상이 있고 호흡곤란으로 일상생활에 어려움 있다.

호흡곤란이 지속적으로 있기 때문에 가정산소를 지속적으로 사용하고 운동할 때도 산소를 유지하는 것이 필요하다. 산소포화도를 측정해 운동 시에 산소를 사용해도 포화도가 낮다면 산소를 조금 높여서 적절한 산소포화도가 유지되도록 해야 한다.

산소를 유지하면서 유산소운동을 해야 하는 경우, 실내용 자전거를 이용해 실내에서 운동을 해볼 수 있다. 운동을 하다가 호흡곤란이 생기면 상체를 앞으로 숙이고 팔을 고정하는 자세로 호흡곤란이 좋아질 때까지 천천히 호흡하면서 쉬었다가 증상이 호전되면 다시 운동을 한다. 하루 30분 정도의 유산소운동을 권고하지만 한 번에 하기 어렵다면 10-15분으로 시간을 나누어 운동을 하더라도 안 하는 것보다는 효과가 있다.

낮은 강도의 상지, 하지 근력운동도 산소를 유지하고 해볼 수 있으며 근감소증으로 인해 근력이 저하되기 때문에 적절한 근력운동을 하는 것이 필요하다. 탄력밴드, 아령, 모래주머니 등을 이용해 가벼운 무게로 8-12회 운동하고 2분 정도 쉰 후 다시 반복해 3세트 정도 한다.

폐암 환자들을 위한 호흡재활치료

앞서 말한 일반적인 운동 권고사항에 따라 운동을 하되 너무 힘들게 느껴진다면 한 번에 전부 하지 말고 10분씩 하루 3회, 15분씩 하루 2회로 나누어 운동을 하더라도 안 하는 것보다는 운동효과를 얻을 수 있고 서서히 운동에 몸이 적응되면 권고사항대로 하도록 한다. 유산소운동이나 근력운동을 권고대로 하기 어렵다면 우선 신체활동을 늘려보는 것도 좋은 방법이며, 개인이 선호하는 생활체육을 골라 신체활동을 늘려보는 것도 좋다.

호흡곤란이 자주 있는 분들은 평상시 호흡곤란에 도움이 되는 호흡법을 훈련하는 것이 도움이 될 수 있다. 호흡을 할 때 들숨에서는 복식호흡처럼 배가 나오도록 하고 날숨에서는 풍선을 불 듯이 입술을 오므리고 천천히 내쉬는 방법을 연습해볼 수 있다. 또한 운동 시 산소포화도 저하가 있는 경우에는 의사에게 처방을 받아 가정용 산소를 적용해 산소포화도를 정상범위 내에서 유지하면서 운동할 수 있다. 갑작스러운 호흡곤란을 느낄 때는 상체를 앞으로 숙이고 팔을 고정하는 이완자세를 통해 호흡곤란을 완화시킬 수 있다.

복식호흡법 안내

_ 눕거나 의자에 앉은 자세로 전신의 긴장을 푼다.
_ 우선 배에 손을 대고 1, 2, 3, 4에 배를 누르면서 숨을 충분히 내쉰다.
_ 다음에 5, 6에 배를 부풀리듯이 숨을 들이마신다. 입을 다물고 코로 공기를 천천히 많이 들이마신다.
_ 들이마시는 숨보다 내쉬는 숨을 길게 한다.
_ 1세트에 5회씩, 적어도 1일 3세트씩 연습한다.

평상시 가래가 많아 호흡곤란이 있거나 일상생활에 제약이 있는 환자들은 가정에서 쉽게 가래를 뱉을 수 있는 소도구들을 이용해 가래를 잘 뱉도록 연습할 수 있다. 이러한 소도구는 대부분 입으로 물고 사용하는데 숨을 내쉴 때 압력이 걸리도록 되어 있어 기도를 열어주는 효과가 있기 때문에 가래를 뱉기 쉽게 큰 기관지 쪽으로 이동시키는 역할을 할 수 있다. 일부 소도구는 불었을 때 진동 자극이 있기 때문에 가래를 기도에서 쉽게 떨어뜨리는 역할을 하며 뱉기 쉽게 도와줄 수 있다. 의사의 처방을 받아 필요한 호흡 소도구를 가지고 연습한다.

가래 배출법 연습

수술 후에 통증이나 마취의 영향으로 심호흡이나 기침을 충분히 할 수 없어서, 폐에 가래가 고이게 되면 무기폐나 폐렴으로 진행되기 쉽다. 이를 예방하기 위해 가래 배출법을 연습해보자.

<u>연습 방법 : 기침과 허핑 기침법</u>
_ 우선 2-3회 심호흡을 한다.
_ 수술한 부위를 손이나 팔로 꽉 누른다.
_ 크게 숨을 들이마시고, 2-3초간 멈춘다.
_ 기침 : 숨을 내쉴 때, 여러 차례로 나누어 가벼운 기침을 한다.

_ 허핑 : 숨을 내쉴 때 '핫핫, 핫핫' 소리를 내면서 숨을 세게 내쉰다.
_ 여러 차례 반복해 가래가 목 근처까지 올라오면, 마지막으로 헛기침을 해서 가래를 배출한다.

폐암 치료를 받은 후 종종 호흡곤란을 느끼게 되면 운동하기가 무섭고 숨이 찰까봐 무서워서 운동을 피하는 종종 경우가 있다. 치료 과정에서 체중이 많이 빠지고 기력이 없고 너무 피곤해서 운동하기 어려운 경우들도 많다. 이전에 하던 활동들을 안 하거나 못하고 집에만 있는 경우도 많다.

어떤 암종으로 치료를 받았든, 암생존자들이 가장 피해야 할 것은 가만히 있는 것이다. 수술이나 항암치료 등으로 폐활량이 감소해 조금만 움직여도 숨이 차고 힘들다면 조금이라도 운동을 해야 팔다리 근육이 산소를 사용하는 능력이 좋아져 호흡곤란이 호전될 수 있다.

2부

특수한 문제별 재활 바로알기

1
림프부종

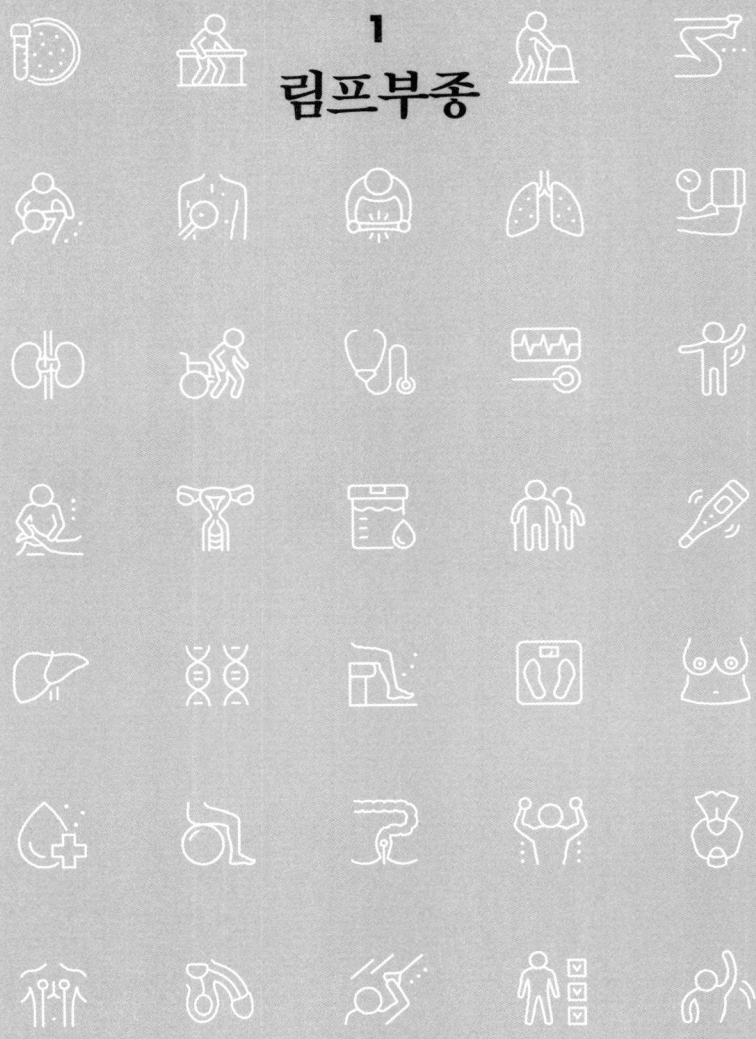

림프부종의 특징

우리 몸은 혈관과 림프계를 통해 영양분과 노폐물을 운반한다. 그 중 림프계는 림프관, 림프절을 포함한 림프조직으로 구성되어 있다. 림프는 혈액에서 걸러져나온 조직액으로 림프관을 통해 전신을 순환하면서 소화관에서 받은 영양분을 신체 여러 조직에 공급하고, 세균이나 손상된 세포, 이물질을 제거하는 면역기능을 담당한다. 림프의 집합인 림프절은 전신에 분포되어 있으며, 그 중에서도 외부에 노출된 곳이나 연결 부위에 많이 분포한다. 즉 머리와 몸을 연결하는 목, 팔과 몸이 연결되는 겨드랑이, 다리와 몸이 연결된 사타구니에 집중되어 있다.

림프부종은 이러한 림프계가 손상되거나 기능이 떨어져, 림프액의 흡수나 순환이 이루어지지 않아 쌓이면서 발생하는 부종을 뜻한다. 암의 발생과 치료 전후로 발생하는 림프부종은 이차성 림프부종이다. 유방암을 치료할 때 림프절 전이가 확인되면 재발과 전이의 확장을 예방하기 위해 겨드랑이 림프절과 주위에 있는 많은 림프절을 제거해야 되는 경우가 발생하며, 이러한 경우에는 림프부종이 생길 가능성이 높아진다. 림프절 절제 외에도 재발을 예방하거나, 남은 암을 치료하기 위해서 유방 수술 부위나 겨드랑이

쪽에 방사선치료를 받는 경우가 많은데, 이러한 경우에도 치료 범위 안에 포함되어 있는 림프절이 손상되면서 림프부종이 발생할 수 있다.

유방암뿐만 아니라 자궁경부암, 자궁암 등의 부인과 암, 그리고 전립선암, 대장암 수술시 골반 내 림프절 절제를 시행하거나 방사선치료를 받는 경우에는 하지 림프부종이 발생할 수 있다. 또 수술시 두경부 림프절 절제를 시행하거나 방사선치료를 받는 두경부암의 경우에도 목이나 얼굴 등에 림프부종이 발생할 수 있다. 이외에도 흑색종과 같은 림프절 절제를 시행하거나 방사선치료가 필요한 다른 암종의 경우에도 발생할 수 있다. 또 호치킨, 비호치킨 림프종에 의한 림프절 자체의 종양도 림프부종을 유발할 수 있다.

림프부종의 발생은 암종에 따라 차이가 있을 수 있지만, 수술 및 림프절 절제 범위, 방사선치료 유무, 나이, taxanes계 항암치료 여부, 수술 후 여러 합병증 유무, 감염, 외상, 비만과 수술 후 체중 증가, 불량한 영양상태 등과 관련이 있다고 알려져 있다.

림프부종의 치료방법

림프부종의 효과적인 치료법인 복합림프 물리치료는 압박치료, 도수림프배출법, 운동과 피부관리 등 4가지 요소로 구성된다.

압박치료는 다층저탄력 압박붕대법과 다양한 압박제품(압박스타킹, 압박슬리브 등)을 사용해 부종이 있는 조직에 지속적으로 압박을 가함으로써 림프액이 잘 흡수될 수 있도록 도와주는 치료법이다. 도수림프배출법은 림프관과 림프액의 움직임을 증가시켜주는 마사지 방법으로 손을 이용해 피부 표면에 부드럽게 낮은 압력으로 시행한다. 림프부종이 있는 부위의 림프를 림프부종이 없는 부위로 이동시키는 것이므로, 초기에 순서나 방법에 있어 적용 원칙에 대한 충분한 교육이 필요하다.

부가적으로 간헐적 공기압박펌프치료기의 경우 아직 가정 내 치료기는 효과나 방법에 대한 연구가 부족해 표준치료법이 제시되지 않은 상태지만, 복합림프물리치료와 병행해 시행해볼 수 있다. 운동은 림프액와 정맥의 체내 흡수를 증가시키고, 림프관의 펌프작용을 촉진하고 근육의 움직임과 심호흡을 유도해 림프의 이동에 도움을 준다. 마지막으로 감염의 발생을 줄이기 위해서는 피부를 보호하고 외상을 조심하는 것이 필요하다.

최근에는 미세 수술 기법들이 발전하면서 수술 적응증 범위가 넓어지고 있다. 비수술적 치료를 몇 개월 간 시도해본 뒤에도 부종의 호전이 없거나, 감염이 반복적으로 발생하거나, 심한 부종으로 인해 통증, 변형, 뚜렷한 기능적 장애가 있을 때 수술적 치료를 고려할 수 있다. 림프부종 수술방법은 크게 림프액의 배출을 도와주는 생리학적 수술방법, 그리고 부종이 발생한 부분을 직접 제거하는 비생리학적 수술 방법으로 나눌 수 있다. 생리학적 수술은 림프기능이 감소되어 있는 부위의 림프관을 정맥에 직접 연결해 우회로를 만들어주는 림프관-정맥문합술, 그리고 림프부종이 발생하지 않은 부분에서 림프절을 떼어와 이식해주는 림프절 이식술이 있다. 림프부종이 진행되어 섬유화가 심하고 지방이 축적된 경우에는 두꺼워진 피부나 조직을 절제하거나 지방을 흡입하는 비생리학적 수술방법을 시행해볼 수 있다. 수술적 치료는 림프부종의 임상 시기나 진행 양상을 고려해 의료진이 검사를 통해 확인한 후 선택하게 된다.

림프부종에 대한 약물치료와 식이요법에 대한 관심이 높아지면서 이에 대한 연구가 진행되고는 있으나, 아직 뚜렷하게 단독요법으로서의 치료 효과가 분명히 입증된 것은 없다. 약물치료는 복합림프물리치료의 보완요법으로서 적용할 수 있으며, 비만과 불량한 영양 상태는 림프부종에 나쁜 예후를 미치므로 이에 대한 관리가 필요하다.

사례 중심으로 살펴본 진단 및 치료

사례 60세 여자 환자는 유방암 2기로 유방 보존절제술 및 감시림프절 생검을 시행받고, 항암화학요법 및 방사선치료를 받았다. 수술받고 1년 정도 지난 후부터 수술받은 쪽의 팔이 묵직하고 붓는 느낌이 들었다. 그래도 팔을 올려놓거나 아침에 일어나면 괜찮아진다. 림프절 제거술도 받지 않아서 림프부종은 생길 가능성이 낮다고 들었다. 병원에 가야 하는지, 아니면 시간이 지나면 괜찮아지는지 궁금하다.

림프부종은 시간의 흐름에 따라 점진적으로 진행될 수 있다. 처음에는 림프의 이동이 느려져서 림프관 내 압력의 증가로 림프관 손상이 진행되다가, 차츰 림프액이 고이면서 섬유화가 진행되어 조직적인 변화를 가져온다. 이러한 특성에 따라 림프부종의 단계를 0기, 1기, 2기, 3기로 나누고 있다.

0기는 림프관에 손상은 있으나 육안으로 뚜렷한 부종이 없는 경우다. 1기는 전반적으로 부종이 관찰되고, 피부를 누르면 쑥 들어갔다가 천천히 나오는 함요부종이 나타나지만, 부종 부위를 높이 들어주거나 휴식을 취하면 정상으로 회복되는 가역적 단계다. 2기는 피부 아래 조직에서 단백질의 섬유화가 진행되어 피부가 딱딱해지고, 피부를 눌러도 잘 들어가지 않으며, 부종 부위를 올리거나 휴식을 취해도 좋아지지 않는 비가역적 단계를 말한다.

3기는 섬유화가 점차 진행되어 기능을 상실한 시기로, 피부가 매우 딱딱하고 단단해지며, 부분적으로 피부가 건조해지고 갈라진다. 이로 인해 반복적인 감염과 같은 합병증이 잘 동반되며 치유가 불가능한 상태다. 0기와 1기는 조기 진단과 치료가 동반된다면 정상으로 회복될 수 있는 단계지만, 2기에서 3기로 진행할수록 회복은 매우 어렵게 된다.

림프부종 초기에 환자 스스로 느끼는 증상으로는 다음과 같다.

_ 팔과 다리가 무거워졌다.
_ 화끈거리거나 쑤신다.
_ 옷을 입었을 때 한쪽이 낀다.
_ 당긴다.
_ 터질 것 같다.

눈으로 보기에는 부종이 없지만 부어 있다는 생각이 자주 들 수 있다. 또한 함요부종이나 피부 주름의 감소, 근력이나 관절 움직임의 제한 등으로도 부종을 조기에 발견할 수 있다. 따라서 붓는 증상이 느껴지면, 림프부종이 악화되기 전에 빨리 의료진을 찾아 진단을 받고 치료를 하는 것이 매우 중요하다.

림프부종과 환자들을 위한 재활 치료와 운동

사례 40세 여자 환자는 우측 유방암 2기로 유방 보존절제술 및 감시림프절 생검을 시행받고, 항암화학요법 및 방사선치료를 받았다. 수술 직후부터 수술받은 쪽의 팔이 무겁고 붓는 느낌이 들어서 병원에 갔다가 림프부종 초기라는 진단을 받았다. 팔을 무리하지 말라고 들었지만, 오른손잡이라 전혀 안 쓸 수는 없어 집안일 정도는 하는데, 하고 나면 팔이 좀더 붓는 느낌이 드는 것 같다. 팔을 전혀 쓰지 말아야 하는 건가? 암환자는 운동을 열심히 하라고 하는데, 운동하면 팔이 더 부을까봐 걱정이다.

운동은 림프액와 정맥의 체내 흡수를 증가시키며 림프관의 펌프작용을 촉진하고 근육의 움직임과 심호흡을 유도한다. 그렇게 해서 림프의 이동에 도움을 주기 때문에 중요한 림프부종 치료의 일부라 할 수 있다. 또한 운동은 부종 있는 팔의 근력을 증가시켜, 일이나 운동을 할 수 있는 최대 능력을 강화시키고 신체 기능을 증진시킬 뿐 아니라 삶의 질을 향상시켜준다. 많은 연구들에서 점진적 저강도 운동은 림프부종을 악화시키거나 발생을 증가시키지 않았다. 하지만 갑작스럽고 심한 운동을 하거나 일을 하면 많은 림프액을 생성시켜 부종을 악화시킬 수 있으므로 환자 개개인의 몸 상태에 맞는 적절한 운동 종류와 강도를 정하고, 저강도에서 시작해 점진적으로 증가시키는 것이 필요하다.

★ 추천하는 운동

운동할 때는 저탄력 압박붕대나 압박스타킹 사용을 권고한다.

1. 유연성 운동, 스트레칭 운동은 근육을 이완시키고, 수술 부위와 관절의 구축을 최소화시켜 림프액 흐름을 강화시킬 수 있다. 복식호흡, 목·어깨·팔 스트레칭, 요가 등이 해당된다.
2. 유산소운동은 혈류와 림프계의 순환을 호전시키고 심혈관 기능을 좋게 해줌으로써 림프액 배출에 도움이 된다. 걷기, 조깅, 자전거, 수영(감염이 없는 경우), 가벼운 에어로빅 등을 들 수 있다.

3. 저항성 운동은 근육이 림프와 정맥을 수축시켜 림프 이동을 돕고, 교감신경계 자극을 통해 림프관 자체의 수축을 자극한다. 낮은 강도(무게)로 시작해 부종 증가 등의 상태를 확인하면서 점점 증가시키는 것이 필요하다. 탄력밴드 운동, 아령 운동, 헬스 트레이닝 등을 들 수 있다.

★ 피해야 할 동작

1. 스트레칭을 과도하게 시행하면 조직이 손상되거나 염증을 초래해 림프계의 과부화 및 림프부종을 유발할 수 있다.
2. 격렬한 상지의 운동은 림프부종을 악화시킬 수 있다. 테니스나 배드민턴 등 순간적으로 팔에 힘이 많이 들어가는 운동은 초기에는 주의가 필요하다.
3. 밴드나 기구를 손에 계속 쥐고 해야 하는 운동은 피한다.
4. 요가나 필라테스를 할 때, 초기에는 팔에 체중을 싣는 동작들에 주의한다.

림프부종에서 조심해야 하는 것들

사례 ▶ 60세 여자 환자는 자궁경부암 2기로 광범위한 자궁전적출술 및 골반 대동맥 림프절 절제술을 거쳐 방사선치료를 받았다. 좀 걸으면 다리가 붓고 묵직해지기는 했지만, 수술 후에 있을 수 있는 증상인 것 같아 다른 치료 없이 지내왔다. 지인들과 오랜만에 등산을 하고 왔더니, 다리가 붓고 아파서 종아리 찜질과 사우나를 하고 지압 마사지를 받았다. 다음날 자고 일어났더니 다리가 더 붓고, 발진도 생기고, 열이 났다. 병원에 갔더니 다리 피부감염(봉와직염)이라고 한다. 무엇이 문제가 된 건가?

림프부종의 치료만큼 중요한 것은 림프부종을 악화시킬 수 있는 요인들을 최소화하는 것이다. 따라서 림프부종의 위험이 있거나 림프부종을 진단받은 경우, 일상생활 속 습관과 주의사항을 유념하는 것이 필요하다.

림프부종 환자에서는 림프액의 순환 장애로 인해 단백질이 풍부한 림프액이 고이게 된다. 그것은 세균이 자라기 좋은 배지가 되어 이런 세균을 제거하는 것은 어렵기 때문에 감염이 잘 발생한다. 림프부종은 감염을 일으키는 위험요소이고, 감염이 생기면 림프관이 손상되어 림프부종이 악화되므로, 서로 악순환이 반복될 수 있다. 따라서 림프부종 환자에서는 감염의 예방과 치료가 매우 중요하다.

이를 위해서 아래 내용을 주의해야 한다.

- 피부가 갈라지거나 상처나지 않게 조심한다. 피부는 보습을 잘 해주고, 손발톱을 손질할 때 너무 짧게 자르거나 주변 살갗(큐티클)을 자르지 않는다. 무리하게 제모하는 것은 피하고, 화상을 입거나 벌레에 물리지 않도록 조심한다. 작업을 할 때는 장갑이나 보호 장구를 착용한다.
- 주사, 채혈, 혈압 측정은 가능하면 건강한 팔에 시행한다.
- 조이지 않는 옷이나 속옷, 장신구, 시계를 착용하지 않는다.
- 부종이 있는 쪽이 밑에 깔리도록 눕거나 압력을 받는 자세를 취하지 않는다.
- 극심한 더위나 추위는 피한다. 사우나 온도가 높은 탕에 들어가거나 뜨거운 열 치료, 햇빛에 오래 노출하는 것은 삼가한다. 특히 감염이 있을 때는 목욕, 온천이나 수영장에 가는 것은 삼가하는 것이 바람직하다.
- 균형 있는 음식과 운동으로 적정 체중을 유지한다.

림프부종 환자들을 위한 재활 치료

림프부종은 암과 암을 치료하는 과정에서 불가피하게 발생하는 경우가 많다. 림프부종은 비수술적, 보존적 치료로 부종의 호전을 이끌어낼 수 있지만, 완치가 어려운 만성질환의 성격을 가지므로, 평생 치료와 자가관리를 필요로 한다. 따라서 다른 어떤 질환보다 환자 자신의 노력과 관심, 높은 순응도가 있어야 좋은 예후를 보일 수 있으므로, 자가관리 과정에 능동적으로 참여하고, 실천하는 것이 중요하다.

환자 스스로 자신의 질병 상태를 잘 이해하고, 림프부종의 발생이나 악화 요인을 잘 인지해 예방할 수 있도록 해야 한다. 림프부종이 발생한 경우에는 조기에 빨리 진단해 치료를 적극적으로 시행하는 것이 필요하다. 림프부종은 증상으로 인한 불편함도 있지만, 치료하지 않고 방치한다면 염증이나 감염 같은 치명적인 합병증이 발생할 위험이 크기 때문에 치료의 필요성에 대해 인지하고 환자 스스로 적극적으로 치료 과정에 참여해야 한다.

림프부종으로 인해서 옷차림에 제한이 생기고, 일상생활 수행이 제한되며, 취미나 직업을 포기하거나 사회관계 변화에도 영향을 미치는 경우가 발생하기도 한다. 그로 인해 심리적으로 취약해지고 우울, 불안, 피로 같은 정신적 문제까지 이어질 수 있다. 림프부종은 환자의 삶의 질과 매우 연관성이 높으므로 이에 대한 관심과 정신적 지지, 개선의 노력이 매우 필요하다.

    림프부종의 여러 증상들과 치료 과정으로 인해 어려움이 있더라도 그 과정에 의료진과 환자가 함께 관심을 기울이고 동참한다면, 림프부종의 성공적인 관리와 환자의 삶의 질 향상에 기여할 수 있을 것이다.

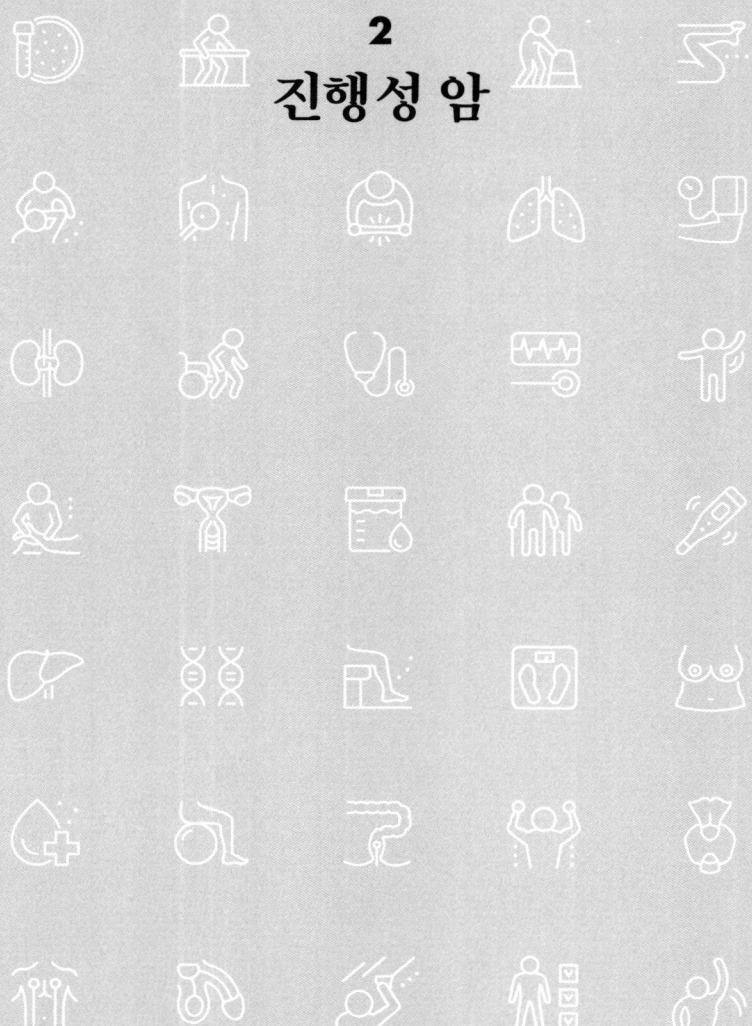

2
진행성 암

진행성 암의 특징

진행성 암이란 암종과 상관없이 진행 상태를 기준으로 한 명칭이다. 암의 종류가 다양하듯 암종마다 진행기의 정의는 다르며, 암이 재발이나 진행되고 있는 상태를 모두 포함해 진행성 암이라고 한다. 원발, 재발과 상관없이 원인 암으로부터 전이, 침윤 등에 의해 암이 확대되어 대부분의 경우 완치를 기대할 수 없는 단계다.

진행성 암 환자란 암이 완치되지 않더라도 암의 진행 속도를 늦추기 위해 지속적으로 항암치료 또는 방사선치료를 받는 과정에 있는 환자를 말한다. 암이 몸 어느 부위에 재발되거나 진행되면서 새로운 신체 손상이 발생하기도 하고, 이전 손상된 정도가 심화되거나 범위가 넓어지기도 한다. 암뿐만 아니라 항암치료를 오랫동안 받으면서 누적된 항암치료로 인해 전신의 근육, 관절, 신경, 혈관 등의 조직에 손상이 따르게 된다. 손상에 회복 능력이 저하되면서 회복 탄성력이 떨어지고, 피로감을 느끼기도 한다. 재발된 부위의 국소적인 수술과 방사선치료를 추가로 받는 경우, 그에 따른 손상 또한 경험하게 된다.

진행성 암 치료에 따른 신체 손상과 재활

보통 완화의료를 말할 때 호스피스나 말기암에 해당하는 케어로 한정하기 쉽다. 하지만 2002년 개정된 WHO의 완화의료 정의에 따르면 암의 병기와 관련 없이 진단 시점부터 완화의료적 개입을 권장하고 있다. 암의 완치를 위한 치료뿐 아니라 암을 진단받고 치료받는 전 과정에서 환자의 보다 편안한 생활을 위한 접근이 필요하다는 것으로 해석할 수 있다. 일상생활을 유지하고 편안한 삶을 살도록 하는 완화의료적 측면에서 재활은 무엇일까?

사람의 활동을 여러 형태로 나눌 수 있겠지만, 일단 어떻게 움직이는가를 기준으로 생각해보자. 자신이 원하는 곳으로 이동할 수 있다는 것은 인간의 기본권이다. 치료를 받으면 안정을 취해야 한다는 기존의 상식에서, 치료를 받는 가운데 어떻게 적절하게 움직이도록 만들 것인가를 진행성 암 환자 재활의 목표라고 새롭게 정의해보면 어떨까?

재활을 시작하는 시점에 비해 조금 더 다양하게 움직일 수 있도록 하려면 먼저 현재 어떻게 움직이고 있는지 살펴보아야 한다.

기본적으로 침상 안정이 반드시 필요한 상태에서 다음과 같은 것들이 환자에게 가능한지 확인해보자.

_ 누웠다 일어나 앉기

_ 기대서 앉아 있기

_ 기대지 않고 앉아 있기

_ 디디고 일어나기

_ 앉았다 아무것도 지지하지 않고 일어나기

_ 높은 침대에서 일어나기

_ 낮은 소파에서 일어나기

_ 바닥에 누워 있다가 일어나기

_ 다른 사람의 부축을 받아 일어나 걷기

_ 워커를 잡고 혼자 걷기

_ 지팡이를 짚고 걷기

_ 혼자 걷기

_ 혼자 걷기가 가능한 시간

_ 30분 걷기

_ 한 시간 걷고 나서 쉬기

_ 두 시간 걷기

이렇게 세부적으로 나누어 살펴보아야 한다. 좀더 강한 체력이 필요한 동작, 즉 뛰기, 한발 서기, 계단 오르기가 가능한지도 확인해봐야 한다.

이동 상태에 대한 가능성을 확인했다면, 이번에는 얼마나 잘 조절하고 조화롭게 움직일 수 있는지 살펴봐야 한다. 움직이기 시작하는 시점, 움직이는 동안 안정적으로 몸을 잘 조절하면서 조화롭게 움직이는 능력, 과하게 한정된 부분이나 근육만 사용하는 상태, 부자연스러운 움직임 등을 확인해야 한다.

아울러 더 확인해야 할 부분이 있다.

_ 다양하게 움직일 수 있는가?
_ 하나의 목적을 위한 동작이 한 가지 또는 몇 가지로 제한되어 있는 것은 아닌가?
_ 누워서, 앉아서, 서서 움직이면서 다양한 움직임을 만들어낼 수 있는가?

일상생활동작(activity of daily life, ADL)을 좀더 잘할 수 있도록 향상시키거나 유지하는 것, 다양하게 시도해보는 것을 찾아주는 것을 재활이라고 정의한다면, 우리는 어느 시점에 있든지 더 좋아질 수 있는 방안을 찾을 수 있다.

일상생활동작을 더 좋게 만들기 위해 우선 암과 암의 치료가 신체에 어떤 영향을 미치는지 먼저 이해해야 한다. 암이 어디에 위치하는지, 그리고 어떤 치료를 받는지에 따라 환자의 신체 상황은 많이 달라진다. 암 제거를 위한 수술을 받은 경우, 전신마취를 받고 두경부, 유방, 폐, 위, 대장, 췌장, 직장, 신장, 방광, 자궁, 난소, 전립선 등 몸 안의 각종 장기에 침투한 암과 주변 조직, 그리고 연관된 림프절을 제거하는 수술을 받게 된다. 골육종이 사지를 침범하는 경우는 제외되지만, 일단 환자는 암이 발생한 몸통 안의 장기를 제거하는 수술을 받는다. 장기를 제거하기 위해 최근 수술법은 최소한의 피부 절개를 통해 꼭 필요한 부분만 제거하는 기법들이 계속 개발되고 있으나, 복강경, 흉강경을 이용한 수술, 또는 로봇을 이용한 수술을 받더라도 환자의 몸통 일부가 손상되는 것은 피할 수 없으며, 이로 인해 수술 후 통증을 느끼게 된다.

 이 과정에서 호흡 패턴의 변화가 생기게 된다. 전신마취 이후 회복 과정에서 몸통의 통증으로 좀 더 얕게 숨을 쉬게 되면서 자기도 모르게 복식호흡을 하지 않고 흉식호흡을 하게 되거나, 흉식호흡도 상부 흉식으로 호흡부 근육들을 이용해 얕게 숨을 쉬는 식으로 호흡 패턴이 변하게 된다. 호흡 주기가 더 빨리 쉬게 되어 깊이 천천히 쉬는 것이 아니라 얕게 빨리 쉬게 되면서 숨이 차다고 느끼는 경우들이 있다. 그러므로 자신이 비효율적인 호흡을 하고 있는지 가장 먼저 살펴보아야 한다. 숨을 천천히 배를 부풀리며 들이쉬고, 잠시 쉬었다가 천천히 내쉬는 복식호흡부터 들이쉬고 잠시 쉬고 내쉬고 잠시 쉬는 박스호흡법 등을 연습하면서 효율적인 호흡 패턴을 연습하도록 한다.

그 다음에는 체위를 살펴보자. 일반적으로 누운 자세에 비해 앉은 자세나 서 있는 자세는 횡격막이 하강하므로 호흡이 쉬운 편이다. 다음과 같은 방법을 통해 바른 호흡 패턴을 만들어보자.

_ 병원 침대나 의자의 테이블, 방석, 베개 등을 이용해 상지로 몸통을 지지하고, 호흡근이 효율적으로 움직이는 편안한 체위를 만들어준다.
_ 목, 어깨, 가슴 상부의 마사지나 스트레칭을 통해 호흡 곤란 시 과도하게 긴장된 호흡보조근 긴장을 완화시켜준다.
_ 동작은 천천히 호흡에 맞추어 하는 것이 좋다. 동작 시에는 가능한 입을 오므린 호흡과 횡격막 호흡을 한다.

쉽게 숨이 차는 동작으로는 팔을 머리 위로 들어올리는 동작, 무거운 물건을 옮기거나 배변 등 숨을 멈추고 힘을 주게 되는 동작, 신발이나 바지를 착용할 때 몸을 앞으로 숙이는 동작, 상지의 반복 동작 등이 있다. 이때는 이런 방법으로 호흡하는 것이 좋다.

- 날숨(내쉬는 숨)과 숨이 차는 동작의 시작을 맞추고, 숨을 멈추지 말아야 한다.
- 동작을 호흡에 맞추어 천천히 한다.
- 동작을 연속적으로 하지 말고 한 동작 후에는 휴식을 취한다.
- 숨이 차는 것을 느끼면 도중에 휴식을 취하고 먼저 호흡을 가다듬다.

두 번째로 몸통의 근력이 약화되거나 일부가 구축되어 변형되어 있지 않은지 살펴본다. 몸통 안 내장의 일부를 제거하면서 근육 손상이 크지 않더라도 깊이 내장을 제거하는 과정 가운데 장기를 둘러싸는 근막의 일부에 손상을 가하게 된다. 그래서 그 부위에 힘을 주기 힘들어 발생하는 위약, 구축으로 몸통의 유지 및 자세의 변형이 일어나고, 움직임이 자연스럽지 않게 된다. 사람의 몸통은 앉기, 서기, 걷기의 기본 자세를 만들고 움직임을 안정적으로 지탱하고, 부드럽게 연결하는 기능을 담당하는 곳으로, 몸통의 손상은 움직임의 조절 및 조화, 자세 유지에 이상을 가져올 수 있다. 거울 앞에 정면 및 측면으로 서 있는 자세를 먼저 살펴서 수술

받은 부위가 그렇지 않은 부위에 비해 구부러져 있는지, 힘을 주기 어려운지, 움직일 때 몸통에 힘을 주기 어렵거나 힘을 주지 않으면서 움직이고 있지 않는지 살펴보아야 한다.

암 치료를 받기 전 했던 근력운동이나, 팔다리 운동을 시작하기 전에 몸통 자세부터 바로잡고 힘을 주기로 시작하는 것이 필요하다. 호흡을 천천히 하면서 배에 힘 주기, 구부러진 어깨 펴기, 자세를 살살 낮추면서 엉덩이에 힘 주기 등부터 시작해본다.

세 번째로 지속적인 항암치료를 받으면서 손상에 대한 회복력이 약해져 있다. 회복 탄성력이 저하 된 상태라는 의미다. 적절한 손상과 회복 과정은 오히려 힘을 좋게 만들 수 있기도 하다. 조금 강한 강도의 운동을 통해 근력을 강화하는 것이 젊은 정상인을 위한 근력운동의 원칙이지만, 이 원칙이 진행성 암 환자에게는 오히려 무리가 될 때가 있다. 조금 더 강한 강도로 운동을 해야 제대로 운동을 하는 것 같은 기분이 들어 운동을 심하게 하면 다음 날 통증과 피로가 심해 아예 쉬고 누워야 하고, 며칠 쉬어도 회복이 안 되고 있다면, 손상에 대한 회복 탄성력이 저하되고 약화되어 있기 때문이다. 그러므로 운동의 강도 조절은 보다 세밀하게 이루어져야 한다.

이상으로 암과 치료가 신체에 미치는 손상의 특성에 따라 진행성 암 환자에게 필요한 재활의 요건들을 살펴보았다.

다음으로 심리 사회적인 요인이 기능에 미치는 특성에 따라 재활에 필요한 요건을 살펴보자.

암을 진단받고 치료받는 과정에서 환자들이 자기 주도성을 지키는 일은 쉽지 않다. 암의 원인을 자기 탓으로 돌리고 후회하면서 그동안 살아왔던 시간들이 후회스럽기도 하고, 당장의 치료 결정을 내리기 위해 의료진의 선택과 치료 일정에 모든 우선순위를 두게 되며 살게 된다. 치료 중 어떤 것이 좋은 것인지, 무엇을 먹어야 할지, 어떻게 행동해야 할지 하나하나 의심스럽고 걱정할 가능성이 높다. 신체적으로 움직임과 기능에 대해서도 자기 주도성이 떨어지기 쉽다. 자신감도 저하되어 신체 조절력, 즉 스스로의 움직임을 조절하는 능력도 저하되게 된다.

이런 특성을 가진 진행성 암 환자에게 좋은 움직임이란 어떤 것일까? 일상생활을 하면서 할 수 있는 동작들, 즉 익히면 실생활에 도움이 되는 연관 동작들이 좋다.

3
척추전이암

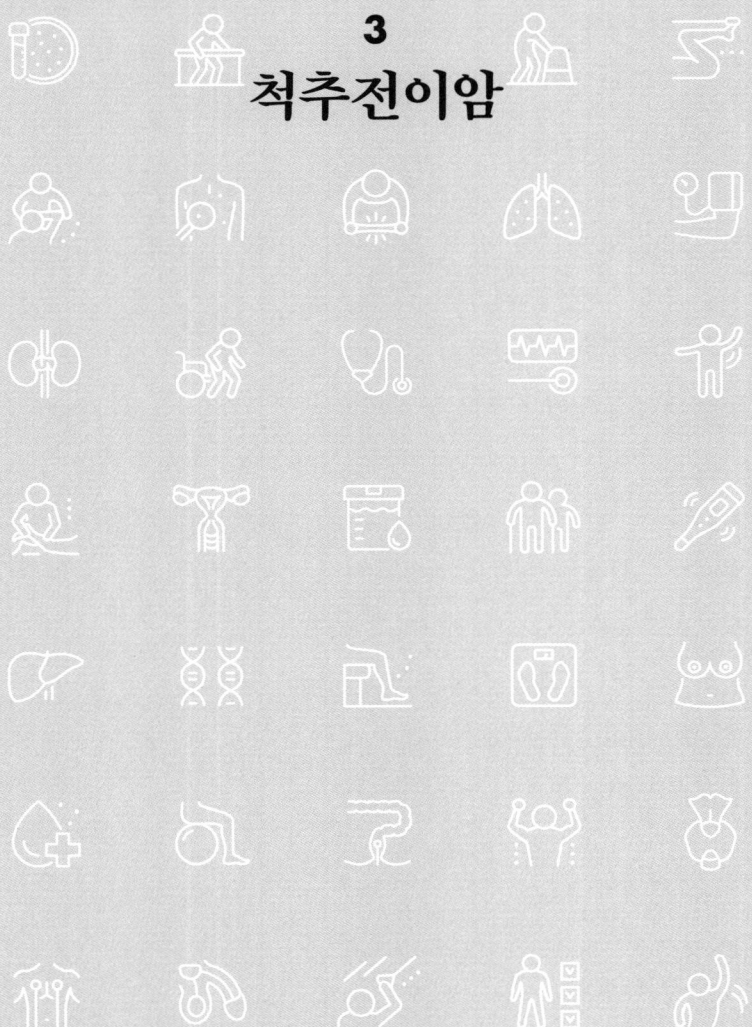

척추전이암의 특징

척추전이암은 암세포가 암이 시작된 부위에서 척추로 퍼져서 발생한 암을 말한다. 암환자에서 척추 전이의 빈도는 30-70%까지 보고되고 있으며, 척추 전이는 암환자의 생존률이 향상됨으로 인해 더 흔하게 발생하는 것으로 보고되고 있다. 척추는 암 전이가 흔하게 일어나는 신체 부위로, 특히 유방암, 폐암, 전립선암, 신장암, 갑상선암은 척추 전이를 잘 유발하는 암으로 알려져 있다.

암의 척추 전이는 정맥이나 동맥 같은 혈액을 통해, 또는 림프가 흐르는 림프계를 통해 전이될 수 있다. 또 종양이 직접적으로 척추로 전이될 수도 있다.

그렇다면 암이 척추로 전이되면 우리 몸에는 어떤 문제들이 생길까?

우리 몸의 척추는 경추, 흉추, 요추, 천추, 미추로 이루어져 있다. 암의 척추 전이는 흉추에서 가장 빈번하게 발생하며 요추, 경추 순서로 발생하는 것으로 보고되어 있으나 암종에 따라 차이가 있다. 척추 전이가 되면 척추의 병적 골절, 척수 혹은 신경근의 압박, 고칼슘혈증 등의 문제가 생길 수 있다.

척추는 우리 몸의 하중을 지지하는 뼈 구조물로, 척추 전이가 되면 척추의 하중 지지 능력을 감소시켜 척추의 병적 골절이 생길 수 있다. 골절의 위험도는 x-ray 검사에 뼈 융해가 있고, 크기가 2.5cm 이상, 피질골 손상이 3cm 이상, 둘레의 반 이상 되는 검사를 통해 알 수 있지만, 환자의 증상 중 전이가 있던 부위에 급격한 통증이 발생하고, 움직일 때 더 통증이 심해진다면 골절을 의심해 보고 검사를 받아야 한다. 척추의 병적 골절은 통증을 유발하며, 척추 붕괴가 발생해 키가 줄어들고, 심한 경우 척추측만증이나 척추후만증 같은 척추 변형으로 이어지기도 한다.

척추는 척수와 척수에서 갈라져나오는 척수 신경을 보호하고 있는 뼈다. 척추 전이가 척추 안쪽의 신경인 척수를 침범하거나 전이된 척추가 골절 및 붕괴되어 척수와 신경근을 압박하게 되면 마비, 감각 이상, 배뇨 및 배변 기능 장애를 경험하게 될 수 있다. 척수와 신경근의 압박은 24-48시간 이내에 완화되지 않으면 신경학적 회복이 어려울 수 있으므로 증상이 나타나면 속히 병원으로 가야 한다.

고칼슘혈증은 우리 몸의 혈중 칼슘 수치가 정상보다 높아져 발생한다. 위장관, 신장, 신경 기능 장애와 관련된 여러 불쾌한 증상을 유발할 수 있으며, 정도가 심할 경우 신장 기능과 의식 수준이 악화될 수 있다.

척추전이암의 증상

척추전이암의 증상은 종양의 위치에 따라 다르며, 나타나는 증상에는 다음과 같은 것들이 있다.

통증

척추 전이 부위에 따라 목 통증, 등 통증, 허리 통증이 생길 수 있으며, 이러한 통증은 밤에 더 심해진다. 서 있거나 움직일 때 통증이 심해지는 경우에는 척추뼈의 골절이나 불안정성을 의심해볼 수 있다. 암환자에게서 통증이 발생하는 경우 척추전이암에 대한 검사를 시행해보는 것이 필요하다.

통증은 원인에 따라 3가지 통증으로 나눌 수 있다. 만져서 통증이 더 쓰리거나 시린 증상을 느끼게 되는 체성감각 통증, 근육이 터질 것처럼 아픈 근육 통증, 골절 또는 파괴된 뼈를 속에서 깊게 관절까지 연결되어 나타나고 움직일 때 특정 동작에 강하게 나타나는 뼈 통증 등으로 나눌 수 있다.

팔과 다리의 위약, 무감각 및 저림 증상

척추 전이로 인해 척추가 보호하고 있는 척수 및 척수 신경이 영향을 받게 되면 팔, 다리의 힘이 떨어지거나 감각 저하, 저림 증상 같은 신경학적 증상이 나타날 수 있다. 경추 전이로 인해 경추 부위의 신경이 영향을 받게 되면 사지 및 몸통에 신경학적 증상이 발생할 수 있으며, 흉추나 요추 전이로 인해 흉요추 부위의 신경이 영향을 받게 되면 다리의 위약과 감각 이상 같은 증상이 나타날 수 있다.

균형을 잡는 능력과 보행 능력의 불안정성

척추전이암으로 인한 신경 침범으로 인해 발생하는 팔과 다리의 위약과 감각 이상은 균형을 유지하고 보행하는 기능에 영향을 주어 균형 능력과 보행 능력을 저하시키게 된다.

방광 및 장 조절 기능 장애

척추 전이로 인해 신경이 눌리게 되면 대소변 장애가 생길 수 있다. 방광과 장이 정상적으로 조절되지 못해 실금, 실변, 요 정체, 변비 등과 같은 대소변 장애가 생길 수 있다.

척추의 변형

척추 전이로 척추 붕괴가 심하게 발생하거나 다발성으로 발생하게 되면 척추의 불안정성이 생기고 측만이나 후만과 같은 척추 변형이 발생하기도 한다.

척추전이암의 치료와 신체 손상

척추 전이암의 치료 목적은 통증의 감소와 신경 증상을 회복시켜 삶의 질을 향상시키는 데 있다. 전이된 암의 진행을 막기 위해 방사선치료나 항암약물치료를 고려할 수 있으며, 통증 완화를 위해 약물치료를 시행할 수 있다.

통증 외에 마비, 보행 장애, 대소변 기능 장애 등과 같은 신경학적 문제가 있다면 수술적 치료를 고려하게 되며, 척추 변형과 불안정성이 진행되는 경우에도 수술적 고정술을 고려하게 된다.

암종별 주요 사례별 FAQ

사례1 67세 여성 환자로 우측 유방암으로 수술 후 항암치료, 방사선치료를 시행하며 추적 관찰하던 환자가 폐전이, 림프절 전이, 뼈전이가 발견되어 항암치료를 다시 시작하면서 림프부종과 허리 통증으로 인해 검사

결과, 흉추 10번과 요추 4번 부위로 척추 전이가 발견되었다. 간헐적인 허리 통증이 있는데, 운동을 어떻게 해야 하는지 궁금하다.

사례 2 54세 여성 환자로, 허리 통증으로 내원해 검사 시행 후 양측 유방암, 림프절 전이, 다발성 뼈전이가 발견되어 항암치료를 시작했다. 환자는 척추 전체에 걸쳐 척추 전이가 발생했으며, 고칼슘혈증으로 의식 저하 소견까지 보였던 환자다. 허리 통증에 대한 검사 중에 유방암과 척추전이암을 발견한 환자로, 유방암 진단 시 암의 림프절 전이 및 다발성 뼈전이까지 확인되어 원발암인 유방암에 대한 수술적 치료가 어려워 항암치료를 시행하며 암 전이로 인한 통증에 대해 약물치료를 하며 통증을 조절했다. 독립 보행도 어려웠던 환자로 휠체어 보행을 격려했으며 침상에서 관절 가동범위 운동, 상하지 근력운동 시행했다.

사례 3 66세 남성 환자로 전립선암의 척추전이로 흉추 1번 병적 압박 골절로 척수 신경이 압박되어 하지 마비가 발생했다. 척추 압박 골절과 척수 신경 손상에 대해 수술적 치료 시행 후 재활치료를 시행했던 환자다. 전립선암에 대해 주기적으로 항암치료를 시행했으며, 척추 전이로 발생한 압박 골절과 척수 신경 손상에 대해 수술적 치료 시행했으나 하지 마비 증상과 대소변 기능장애 있어 이에 대해 하지 근력강화 운동, 대소변 조절

훈련을 시행했다.

척추전이암 환자들을 위한 재활 치료와 운동

척추 전이가 있는 경우에는 통증을 줄이고 척추가 손상되지 않도록 보호하기 위해서는 척추의 움직임을 줄이는 척추 보호 동작을 배워서 일상생활에서 이용해야 한다. 척추 보호 동작의 원칙은 척추 전이 부위에 따라서 조금씩 다르다. 경추(목) 부위에 전이가 있는 경우에는 머리의 전반적인 모든 움직임을 주의해야 한다. 머리와 목을 돌리는 모든 동작을 주의하고 좌우로 움직일 때는 어깨와 골반이 먼저 돌아가도록 하고, 머리는 몸통 위에 얹혀져 같은 각도로 돌아가도록 한다. 앉거나 일어설 때, 그리고 숙이거나 펼 때 머리부터 움직이지 않도록 하고, 몸통과 엉덩이 관절을 이용해 움직인다.

흉추(등척추)에 전이가 있는 경우에는 상체의 회전을 주의해야 한다. 흉추는 상체를 좌우로 회전시킬 때 움직임이 일어나므로, 회전이 일어나지 않도록, 가슴과 골반이 함께 움직여주도록 한다. 또한 상체의 움직임에서 흉추의 움직임이 일어날 수 있으니, 팔을 크게 휘두르는 동작을 주의하고, 호흡은 가슴을 들어올리는 흉식호흡보다는 횡격막을 이용해 복부를 부풀리고 꺼트리는 복식호흡이 더 좋다.

요추(허리척추) 전이가 있는 경우에는 허리를 숙이고 펼 때 위험하다. 허리를 숙이고 펼 때는 숨을 반쯤 내쉬고 멈추어 아랫배에 힘이 들어가도록 유지한 상태에서 고관절을 접으면서 허리를 숙인다. 펼 때는 머리부터 들지 말고, 엉덩이를 앞으로 미는 기분으로 몸을 세운다. 세수할 때, 머리를 감을 때, 설거지를 할 때, 물건을 집을 때 모두 같은 요령으로 움직인다. 앉을 때는 숨을 반쯤 내쉬고 아랫배에 힘을 준 상태에서 엉덩이를 뒤로 빼면서 천천히 앉는다. 일어설 때는 아랫배에 힘을 먼저 주고, 천천히 엉덩이에 힘을 주고 일어선다. 일어설 때는 머리부터 들지 않도록 한다.

몸을 움직일 때는 아랫배에 먼저 힘을 주고, 엉덩이와 어깨 힘을 이용해 움직여야 한다. 척추 운동은 척추 주변의 긴 기립근을 이용하지 말고, 척추 주변의 깊은 곳에 위치한 다열근을 훈련시켜야 한다. 이러한 운동으로는 버드도그 운동, 데드버그 운동, 플랭크 운동 등이 있다.

안전한 움직임을 위해서는 하복부근육과 엉덩이근육을 강화시키는 것도 중요하다. 횡격막을 강화시키는 복식호흡, 그리고 골반저를 강화시키는 케겔 운동도 중요한 운동이다.

척추전이암 환자에게 운동은 필요하다. 단, 척추에 부담을 주는 운동은 피하는 것이 좋으며 척추 전이 정도가 어느 정도인지, 신경학적 증상은 있는지 그 여부에 따라 달라지게 된다. 척추 전이가 되었으나 병적 골절이 없고 신경학적 손상이 없는 분들의 경우 필요한 운동을 시행하도록 한다. 운동을 시작할 때는 충분한 워밍업을 하도록 한다. 운동을 천천히 시작하고 가볍고 쉬운 스트레칭과 느린 동작으로 워밍업을 하면서 충분한 시간을 할애하도록 한다. 워밍업 후에 큰 근육을 점차 강화하면서 서서히 심박수를 증가시킨다. 운동은 약간 땀이 날 정도로 하면서, 말할 수는 있지만 노래는 할 수 없는 정도의 중등도 운동 강도까지 증가시킬 수 있다. 운동 후에는 충분한 스트레칭을 시행하며 마무리하고 휴식을 취하도록 한다.

요가나 필라테스 같은 저충격 운동은 체중 부하와 균형 능력 향상에 도움이 될 수 있다. 단, 몸통의 과도한 굴곡, 신전(늘어서 펼치는 운동), 회전 운동은 피하는 것이 좋다. 자전거타기나 수영 같은 운동은 과도한 체중 부하가 없는 상태에서 유산소운동을 통해 전신 체력 강화를 유도할 수 있다. 테니스와 골프는 척추에 무리를 줄 수 있기 때문에 주의해야 한다.

유연성 운동(스트레칭)은 매일 시행하도록 한다. 팔, 다리 근육을 부드럽게 스트레칭 하며, 한 근육 당 10-30초간 유지해준다. 유산소운동은 하루에 30분, 주 3회의 스케줄로 시행하도록 한다. 걸음 수는 하루에 7000-9000걸음까지 점진적으로 늘리도록 한다.

근력운동은 일주일에 2-3회의 스케줄로 시행한다. 팔, 다리, 몸통의 근력강화 운동을 가벼운 강도로 시작해 점진적으로 중등도 강도로 늘려 8-15번 반복한다. 이 과정을 2-4세션 반복해 시행한다.

운동 중 극심한 피로를 느끼면 운동 시간과 강도는 줄이되, 가벼운 활동은 하는 것이 좋다. 운동 전후로 워밍업과 쿨다운을 충분히 시행한다.

재활(운동) 치료 방법

상지와 하지의 근육에 대해 스트레칭과 근력강화 운동을 시행하며, 척추에 무리가 되지 않는 범위 내에서 척추 강화 운동을 시행한다.

_ 상지 및 하지의 스트레칭 : 어깨 돌리기, 어깨 옆으로 늘이기, 기지개켜기, 팔꿈치 펴기, 손목 돌리기, 허벅지근육 늘이기,

종아리근육 늘이기, 발목 돌리기
_ 전신 유산소운동 : 사이클링(자전거타기), 걷기, 수중 운동
_ 상지 및 하지의 저항 운동 : 다른 부위에 골전이가 없고, 척추 전이만 있는 경우 전이가 없는 상지와 하지의 저항운동을 시행한다. 브릿지, 큐세트, 미니스쿼트, 벽에 대고 팔굽혀펴기, 스텝업, 앉은 자세에서 일어서기, 덤벨 운동, 세라밴드 운동
_ 척추 강화 운동 : 누워서 엉덩이 들기, 엎드려서 다리 들어올리기, 팔꿈치로 윗몸일으키기, 벽타고 내려오기
_ 균형 운동 : 균형 운동은 필요시 의자나 벽에 지지해 시행한다. 한발 서기, 짐볼 앉기, 밸런스 패드/보드

피해야 할 동작

척추의 과도한 굴곡, 신전, 회전 운동은 피하도록 하며, 몸통의 과도한 저항 운동은 암이 전이된 척추에 무리가 될 수 있으므로 피하도록 한다. 운동을 하다가 통증이 생기면 중단하는 것이 좋다.

부록

암 생존자를 위한
새로운 동작
재활 프로그램

제작 : 대한암재활연구소
※ 보건복지부 암정복추진연구개발사업(사업과제번호 HA21C0216)의 지원으로 제작되었음

암 생존자를 위한
새로운 동작 재활 프로그램을
설계하며

좋은 동작으로 만들어진 패턴 운동이 중요하다

많은 암환자들이 암 치료 후에 잘못된 운동과 생활로 어깨 통증이나 허리 통증, 무릎과 발 통증으로 고생하는 경우가 많다. 사실 나쁜 운동은 없다. 다만 내 몸 상태에 필요한 운동을 선택하고 건강한 몸을 만들어가는 일이 필요하다.

암 치료 전에 할 수 있었던 운동을 그대로 할 뿐인데도 운동 후에는 아프다고 호소한다. 예를 들어 만보 걷기와 맨발 걷기가 좋다고 해서 열심히 따라했을 뿐인데 도대체 운동 후 왜 아플까?

암 치료 후에 엉덩이와 허벅지에 근력이 약해져 힘이 빠져 있고 균형을 잡기 어려운 경우가 많다. 이런 경우에 바로 근력운동을 하거나 걷기를 많이 하게 되면 무리가 되고 관절이나 근육을 다치게 된다. 사람의 몸은 기계와 다르다. 사람의 몸은 기계처럼 엔진 출력을 높여서 힘을 좋게 하고 기름칠을 해서 잘 돌아가게 한다고 좋아지지 않는다는 말이다.

기계에 프로그램이 있는 것처럼 사람에게는 신경운동망으로 만들어진 패턴 회로가 있다. 이러한 운동 패턴은 공부를 한다고 배울 수 있는 것은 아니다. 좋은 움직임을 반복해 신경과 근육들이 서로 조화를 이루어 좋은 길을 찾아가게 된다. 그래서 좋은 동작으로 만들어진 패턴 운동이 중요하다.

우리가 생활하고 운동을 하는 것은 중력에 대항해 움직이는 것으로, 적절한 움직임이 만들어지지 않으면 관절과 근육이 손상되고 힘이 들어서 잘 움직이기 힘들다. 이렇게 중력에서 자세를 만들고 움직임을 만들어가기 위해서는 수직을 유지하는 것이 중요하다. 빌딩에 수직이 맞지 않으면 건물이 무너지듯이 사람도 수직을 맞추지 않으면 통증이 생기고 움직임이 어려워진다. 무용을 하거나 운동을 잘하는 이들의 움직임을 보면 수직을 잘 유지하는 것을 볼 수 있다. 이렇게 중력을 느끼면서 몸의 수직을 잘 만들어가도록 다양한 동작 패턴을 연습하면서 익히는 것이 필요하다.

이런 수직성을 맞추고 몸을 정렬시키기 위해서는 자신의 몸통을 잘 느끼고 이해해야 한다. 머리 부위가 아니라 몸통에서 수직성을 만들어내야 하므로 머리와 몸통이 항상 일직선으로 배열되도록 머리를 잘 위치시키고 머리부터 움직이지 않도록 주의해야 한다. 머리는 몸을 움직이는 엔진이 아니라 센서 기관이다. 머리를 움직임의 축이나 엔진으로 사용해서는 안 된다.

허리 통증이나 무릎 통증, 발 통증의 가장 흔한 원인은 잘못된 걷기다. 걸을 때 척추가 안정되고 골반이 흔들리지 않아야 척추 디스크나 요통을 예방할 수 있다. 무릎은 벌어지지 않도록 하고 허벅지 안쪽 근육을 긴장시켜 다리를 당겨주어야 무릎 통증이 생기지 않는다. 또한 발뒤꿈치나 발바닥에 긴장을 주고 힘을 주면 족저근막염 등의 통증을 일으킬 수 있다. 그래서 발과 발목은 가능한 긴장을 피하고 자연스러운 걸음걸이를 만들어야 한다.

하지에 힘을 주는 데 중요한 근육은 엉덩이근육, 허벅지 안쪽 근육과 아랫배다. 이러한 움직임은 패턴을 만들기 위해 연습해야 한다. 이 운동을 따라하면 걷기에 좋은 패턴을 익힐 수 있다.

몸에 힘이 붙을 때까지 천천히

특히 암 치료 후에 다음과 같은 어려움을 겪는 분들이 많다.

_ 계단을 내려갈 때 힘이 없어서 다리가 후들거린다.
_ 바닥에서 일어나기 힘들다.
_ 자주 넘어진다.
_ 걷기를 시작했는데 발바닥이나 무릎, 허리가 아프다.

이 책은 암 치료 후 위와 같은 문제로 일상이 힘든 이들에게 치료 후 시작할 수 있는 동작들로 구성했다.

일상생활 동작을 이전처럼 하는데 어깨가 아픈가? 팔을 돌리거나 물건을 들 때, 이전에 했던 운동을 다시 하기 위해 팔을 사용할 때 통증이 발생한다면 자신이 팔을 어떻게 사용하는지 살펴봐야 한다. 예를 들어 유방암 수술 후에 가슴이 당기고 어깨가 아프다는 환자들이 많다. 림프부종 위험도가 있는데, 팔을 사용하거나 운동을 하면 림프부종이 악화된다. 이럴 때 어떤 운동을 해야 할지 모르겠다는 분들을 위해 특별히 상체 패턴 운동을 개발했다.

일상생활에서 팔을 돌리거나 물건을 들 때, 그리고 운동을 하기 위해 팔을 사용할 때 바른 패턴의 동작이 이루어지지 않으면 흔히 어깨의 회전근개를 손상시키거나 근육 통증이 생기게 된다. 이러한 문제는 동작 패턴이 잘못된 상태로 이루어져서 힘줄이나 근육에 손상이 온다. 팔을 운동하거나 사용하는 원칙은 동작이 손에서부터 만들어지는 것이 아니라 어깨로부터 만들어져야 한다는 것이다. 어깨로 시작된 동작이 가슴, 팔꿈치, 손목, 손가락으로 이어지면서 자연스러운 움직임을 만들어내야 한다. 이러한 패턴이 몸에 익지 않았을 때는 가능한 천천히 움직여 많은 근육들, 특히 관절을 안정시키는 속근육들이 많이 움직여지도록 하는 것이 좋다.

동작을 자기 능력에 맞게 천천히 혹은 좀 더 빠르게 따라하면 운동 후에는 에너지가 생겨 걷기가 가벼워지고 몸이 편해진다. 몇 주 정도 계속 하게 되면 다리에도, 척추에도 힘이 생겨서 몸에 힘에 붙는 느낌이 생기게 될 것이다. 이 책을 통해 자신에게 맞는 좋은 운동을 찾기 바란다.

움직임의 기본 원칙

모든 움직임에는 다음과 같은 공통의 기본 원칙이 있다.

1. 머리는 곧게 세우고 턱을 가볍게 당긴다. 머리가 앞뒤, 좌우로 기울어지지 않도록 한다. 마치 정수리가 하늘에 매달린 것 같은 기분으로 바로 세운다. 머리가 움직임에 따라가지 않도록 주의한다.
2. 척추는 곧게 세우고 아랫배에 가볍게 힘을 주어서 척추가

앞뒤로 움직이거나 좌우로 흔들리지 않도록 한다. 상체를 회전시킬 때는 척추가 같이 회전하지 않도록 주의한다.
3. 골반은 좌우로 흔들리거나 앞뒤로 기울어지지 않도록 주의한다.
4. 상지는 어깨에서 힘을 빼고 움직일 때 어깨가 위로 들리지 않도록 주의한다. 팔꿈치가 몸에서 멀어지는 느낌으로 움직인다. 움직일 때 어깨뼈가 먼저 충분히 움직이도록 한다.
5. 하지는 무릎을 긴장시키지 않으며 가볍게 구부러진 기분을 유지한다. 움직일 때는 엉덩이 관절이 먼저 움직여지도록 한다. 엉덩이와 허벅지 안쪽 근육이 충분히 긴장되어 움직이도록 하고 발과 발목에 힘이 들어가지 않도록 주의한다.
6. 호흡은 항상 들숨과 날숨이 규칙적으로 반복되도록 하고 숨을 멈추지 않도록 한다. 아랫배에 가볍게 힘을 줄 때는 숨을 반쯤 내쉬다가 멈추는 기분으로 힘을 준다. 숨을 들이쉬었다가 멈추고, 힘을 주지 않도록 주의한다.

매뉴얼 사용법

운동이름
동작의 이름

동작설명 ▶ 순서대로 동작을 따라하도록 안내해준다.

효과기전 ▶ 동작이 어떤 효과가 있는지 알려준다.

각 동작의 효과를 상지동작 협응, 하지동작 협응, 상하지 협응, 림프 순환, 체중 이동 효과가 있는지 다음 항목들로 나누어 효과를 +로 표시했다. ● 상지동작 협응 상지 근위부 근육 집중력 상지 근위부 안정성 어깨-팔꿈치-손목 조화 상지 림프순환 ● 하지동작 협응 하지 근위부 근육 집중력 하지 근위부 안정성 골반-무릎-발목 조화 하지 림프순환 ● 상하지 협응 ● 체중 이동	동작의 효과를 수직성, 균형성, 일렬성 측면에서 확인했다. 수직성 : 몸을 중력에 대응해 수직으로 만들 수 있는 능력 균형성 : 몸의 균형을 유지할 수 있는 능력 일렬성 : 척추 안정성과 척추의 올바른 움직임으로, 몸을 일직선으로 만들어내는 능력 동작의 효과를 호흡기능 향상, 근력 강화, 근력 스트레칭, 관절 가동범위 증가 측면에서 확인했다. 호흡기능 향상 : 강해지는 근육 : 관절 가동범위 증가 : 스트레칭 되는 근육 :

운동 QR ▶ QR을 찍으면 동작의 **정면** 동영상을 볼 수 있다. QR을 찍으면 동작의 **측면** 동영상을 볼 수 있다.

용어 풀이

협응력 : 복합적인 운동을 효과적으로 수행하기 위해 개별 동작들을 통합하는 능력으로, 감각과 운동기관, 근육들이 조화롭게 움직임을 만들어내는 능력

수직성 : 중력에 대해 머리와 몸을 바로 세우는 것으로, 공간에서 몸이 기울어지지 않도록 위치시키는 것

균형성 : 서 있거나 움직일 때 쓰러지지 않고 균형을 유지하는 능력

일렬성 : 척추가 과하게 휘거나 움직이지 않고 안정적으로 배열하는 것

상지 : 어깨, 팔, 손을 말한다.

하지 : 엉덩이, 다리, 발을 말한다.

근위부 : 몸통 쪽 부위로, 손과 발보다 몸통 쪽에 위치한다.

상하지 : 상지는 윗팔과 어깨, 하지는 엉덩이와 허벅지를 말한다.

운동이름
으스대기

동작설명 ▶
1. 다리를 어깨너비로 벌려준다.
2. 양팔은 내리고 손목, 팔꿈치, 어깨 순으로 바깥으로 돌려준다.
3. 어깨를 뒤로 젖혀 어깨뼈를 가운데로 모으면서 숨을 들이쉰다. 이때 어깨가 올라가지 않도록 주의하면서 뒤로 젖혀준다.
4. 어깨에 힘을 빼면서 팔꿈치, 손목 순으로 제자리인 안으로 돌려주면서 숨을 내쉰다.

효과기전 ▶ 워밍업으로 안정적인 호흡이 이루어지게 한다. 이러한 호흡은 모든 동작에서 함께 이루어지도록 한다. 가슴 주변의 스트레칭 효과가 있다.

● 상지동작 협응 상지 근위부 근육 집중력 + 상지 림프순환 +	호흡기능 향상 + 강해지는 근육 : 어깨뼈당김근 스트레칭 되는 근육 : 대흉근

운동 QR ▶

정면

측면

운동이름
말뚝박기

동작설명 ▶
1. 다리를 어깨너비보다 조금 더 넓게 벌려준다.
2. 높은 의자에 걸쳐 앉듯 다리를 구부렸다 편다.
3. 5회 반복한다.

※ 주의 : 무릎이 너무 많이 구부리거나 통증이 생기지 않도록 한다.
※ 엉덩이와 허벅지가 긴장되도록 하고, 발뒤꿈치에 체중이 실리게 한다.

효과기전 ▶ 하체의 가벼운 움직임으로 다리를 워밍업 하는 동작이다. 반복적으로 시행하면 다리 근력을 향상시키고, 척추를 고정시키는 안정성이 좋아진다.

하지 림프순환 +	강해지는 근육 : 엉덩이근, 대퇴사두근

운동 QR ▶

 정면  측면

운동이름
으스대며 뽐내기

동작설명 ▶
1. 다리를 어깨너비보다 조금 더 넓게 벌려준다.
2. 가볍게 앉으면서 팔을 벌려 밖으로 돌려준다. 손목-팔꿈치-어깨 순서로 안에서 밖으로 돌려준다. 과도하게 비틀지 않는다.
3. 가슴을 넓게 펴주면서 4초간 천천히 숨을 들이쉰다. 높은 의자에 앉듯이 호흡의 속도와 맞춰 가볍게 앉아준다.
4. 어깨뼈를 가운데로 모아주면서 등 가운데에 힘을 준다.
5. 7초 동안 호흡을 멈춘다. 호흡을 멈춘 동안, 다리도 가볍게 앉은 자세로 버텨준다.
6. 앉은 자세에서 가볍게 일어나며 팔을 앞으로 움직인다. 이때 8초 동안 내쉬기를 한다. 호흡의 속도에 맞춰 천천히 일어선다.
7. 내쉬기를 할 때, 팔을 가슴까지 올렸다가 내려주기를 하며 내쉬기를 반복한다.

효과기전 ▶
워밍업으로 안정적인 호흡과 상지와 하지의 협응력을 향상시키고, 상하지의 림프순환을 촉진시킨다.

● 하지동작 협응 하지 근위부 근육 집중력 + 하지 림프순환 + ● 상하지 협응 +	호흡기능 향상 + 강해지는 근육 : 엉덩이근, 대퇴사두근, 어깨뼈당김근 스트레칭 되는 근육 : 대흉근, 팔 근육들

운동 QR ▶

 정면    측면

운동이름

양 손 보물 담아 가져오기 1

동작설명 ▶
1. 다리를 어깨너비보다 넓게 벌려준다.
2. 두 팔을 앞에서 뒤로, 바깥으로 돌려주면서 당겨준다.
3. 가볍게 앉았다 일어서며 양팔을 당겨준다. 어깨뼈를 가운데로 모아준다.
4. 양팔을 당겨줄 때 천천히 들이쉰다.
5. 팔에는 힘을 주지 않으면서 손목을 바지의 허리띠 높이까지 당겨준다.
6. 팔을 당긴 상태에서 호흡과 동작을 잠시 멈춘다. 어깨뼈가 가운데로 모아진 상태를 유지한다. 하체 또한 가볍게 앉은 상태로 버틴다.
7. 바깥으로 돌려준 어깨와 팔을 다시 제 위치로 안으로 돌리면서 서서히 일어선다.

효과기전 ▶ 어깨 뒤쪽의 어깨뼈 주변 근력을 강화시켜서 어깨 안정성을 향상시키고, 가슴 부위의 스트레칭 효과가 있다. 어깨 중심으로 팔을 움직이는 상지 동작의 협응력을 향상시킨다.

● 상지동작 협응 상지 근위부 근육 집중력 + 상지 근위부 안정성 + 어깨-팔꿈치-손목 조화 + ● 하지동작 협응 하지 근위부 근육 집중력 + 하지 근위부 안정성 + ● 상하지 협응 +	강해지는 근육 : 어깨뼈당김근, 엉덩이근, 대퇴사두근

운동 QR ▶  정면    측면

운동이름
양 손 보물 담아 가져오기 2

동작설명 ▶
1. 다리를 어깨너비보다 넓게 벌려준다.
2. 두 팔을 바깥으로 돌리면서 앞에서 뒤로 손목이 허리까지 오도록 당겨준다.
3. 약간 빠르게 앉았다 일어서며 팔을 움직인다. 앉은 속도에 맞춰 팔의 속도도 빠르게 한다.
4. 다음 동작으로 좌우 무게중심을 움직이면서 앉았다 일어서기를 한다.
5. 무게중심의 이동과 함께 두 팔을 당겨준다. 좌에서 우로(우에서 좌로) 움직일 때, 손을 뻗어주고 한 쪽에 앉을 때 당겨준다.

효과기전 ▶ 다리와 팔을 동시에 사용하면서 상지와 하지의 협응력을 향상시키고, 체중 이동을 하면서 하지의 근력 강화와 균형감각, 수직성, 척추 안정성을 향상시킨다.

●상지동작 협응 상지 근위부 근육 집중력 + 상지 근위부 안정성 + 어깨-팔꿈치-손목 조화 + ●상하지 협응 + 체중 이동 : 좌우	강해지는 근육 : 회전근개, 삼각근, 어깨뼈당김근, 엉덩이근, 대퇴사두근

운동 QR ▶

정면

측면

운동이름
한 손 보물 담아 가져오기

동작설명 ▶
1. 다리를 벌리고 가볍게 앉았다 일어서기를 하면서 팔 동작을 한다.
2. 천천히 한 손을 지르면서 앉는다.
3. 일어나면서 팔을 외회전하면서 당겨준다.
4. 다른 손을 지르면서 앉아준다.
5. 이 동작을 반복한다.

효과기전 ▶ 팔을 번갈아서 뻗고 당기는 동작으로 상지의 교차 운동능력과 협응력을 향상시킨다. 팔을 움직일 때 척추의 안정을 유지하고, 수직을 유지하는 능력이 향상된다.

● 상지동작 협응 상지 근위부 근육 집중력 + 상지 근위부 안정성 + 어깨-팔꿈치-손목 조화 + 상지 림프순환 + ● 상하지 협응 +	강해지는 근육 : 전거근, 회전근개, 어깨 당김근, 엉덩이근, 대퇴사두근

운동 QR ▶

정면

측면

운동이름
물레방아 돌리기

동작설명 ▶
1. 다리를 벌리고 가볍게 앉았다 일어서면서 팔꿈치를 든다.
2. 팔꿈치를 가볍게 접어서 앞을 향하게 해서 위로 올려준다.
3. 어깨가 앞으로 함께 움직이도록 주의한다.
4. 양쪽 팔꿈치를 번갈아 들어올린다.

효과기전 ▶ 어깨 관절 움직임이 안전하게 자극되어 유방암 환자들에서 어깨 움직임이 원활하게 해주고, 겨드랑이 주변과 윗팔 부위의 림프순환을 촉진시켜서 부종을 완화시킨다. 어깨 통증이 생기지 않도록 어깨뼈가 크게 움직이도록 한다. 척추가 움직이거나 흔들리지 않도록 가볍게 힘을 주어서 척추 안정성을 향상시키도록 한다.

| • 상지동작 협응
상지 근위부 근육 집중력 +
상지 근위부 안정성 +
상지 림프순환 + | 강해지는 근육 : 회전근개, 삼각근
관절 가동범위 증가 : 견관절 굴곡, 신전
스트레칭 되는 근육 : 전거근, 광배근 |

운동 QR ▶

정면

측면

운동이름
풀 숲 헤쳐나가기

동작설명 ▶
1. 다리를 넓게 벌리고 팔꿈치를 접어서 가슴 높이까지 올려준다.
2. 팔꿈치를 안에서 밖으로 밀어내면서 체중을 이동시킨다.
3. 움직이는 팔의 어깨뼈가 뒤로 조여지도록 한다.

효과기전 ▶ 어깨뼈 뒤쪽의 근육을 강화시키고, 가슴 주변의 근육을 스트레칭하는 효과가 있다. 체중 이동을 함께하면서 상지와 하지의 협응력을 향상시키고, 하지의 근력 강화, 균형감각 향상, 척추 안정성과 수직성을 향상시킨다.

● 상지동작 협응 상지 근위부 근육 집중력 + 상지 근위부 안정성 + 상지 림프순환 + ● 상하지 협응 + ● 체중 이동 : 좌우	강해지는 근육 : 회전근개 관절 가동범위 증가 : 견관절 스트레칭 되는 근육 : 대흉근

운동 QR ▶

 정면  측면

운동이름
갈대 베기

동작설명 ▶
1. 다리를 넓게 벌려준다.
2. 팔꿈치를 접어준다.
3. 가볍게 앉으면서 팔꿈치를 가슴 높이에서 밖에서 안으로 밀어준다.
4. 팔꿈치를 안으로 밀어주면서 등 상부를 비틀면서 움직인다.

효과기전 ▶ 가슴 주변의 근력을 향상시키고, 어깨 뒤쪽의 스트레칭 효과가 있다. 허리척추와 하지를 안정시키도록 하고 가슴척추에서 좌우로 회전이 일어나도록 해서 올바른 척추 움직임을 유도해서 척추 안정성과 수직성을 향상시키고, 하지 근력을 향상시킨다.

●상지동작 협응 상지 근위부 근육 집중력 + 상지 근위부 안정성 + 상지 림프순환 +	수직성 + 균형성 + 일렬성 +
●하지동작 협응 하지 근위부 근육 집중력 + 하지 근위부 안정성 +	
●상하지 협응 + ●체중 이동 : 좌우	강해지는 근육 : 대흉근, 광배근 관절 가동범위 증가 : 흉추, 견관절

운동 QR ▶

정면

측면

운동이름
바람 막기

동작설명 ▶
1. 다리를 넓게 벌려준다.
2. 팔꿈치를 접어서 팔꿈치로 안쪽으로 모으듯 원을 그려준다.
3. 어깨와 몸통이 가볍게 같이 움직인다.

효과기전 ▶ 어깨뼈 중심의 안정적인 어깨 움직임을 향상시키고 가슴척추의 회전이 훈련되어 상지와 가슴척추의 협응력이 향상되고, 척추 안정성과 하지 협응력이 향상된다.

• 상지동작 협응 상지 근위부 근육 집중력 + 상지 근위부 안정성 + 상지 림프순환 +	수직성 + 균형성 + 일렬성 +
• 하지동작 협응 하지 근위부 근육 집중력 + 하지 근위부 안정성 + • 상하지 협응 + • 체중 이동 : 좌우	강해지는 근육 : 회전근개 관절 가동범위 증가 : 흉추, 견관절 스트레칭 되는 근육 : 전거근, 광배근

운동 QR ▶

 정면

 측면

운동이름

벌새 날갯짓 하기

동작설명 ▶
1. 다리를 넓게 벌리고 가볍게 앉았다 일어서면서 팔꿈치를 접어 올려준다.
2. 상체를 비틀어 팔꿈치가 정면으로 오도록 해서 대각선으로 올려준다.

효과기전 ▶ 어깨의 전방굴곡과 가슴척추의 회전이 결합되어 협응력이 강화되고, 척추 안정성이 향상되고, 상지 림프순환을 촉진하는 효과가 있다.

• 상지동작 협응 상지 근위부 근육 집중력 + 상지 근위부 안정성 + 상지 림프순환 + • 하지동작 협응 하지 근위부 근육 집중력 + 하지 근위부 안정성 + • 상하지 협응 +	수직성 + 균형성 + 일렬성 + 강해지는 근육 : 삼각근 관절 가동범위 증가 : **흉추**, 견관절 스트레칭 되는 근육 : 삼두상완근

운동 QR ▶

정면

측면

운동이름

학 날개짓 하기

동작설명 ▶
1. 다리를 어깨너비로 벌려준다.
2. 팔꿈치를 축으로 안에서 밖으로 돌리면서 원을 그려준다.
3. 한 손이 올라갈 때 손바닥이 안쪽을 향한다.
4. 한 손이 내려갈 때 손바닥이 밖을 향한다.
5. 좌우 번갈아가며 돌려준다.

효과기전 ▶ 어깨 관절을 안정시키는 회전근개 근육들의 움직임을 촉진시킨다.
상지 움직임의 협응력을 향상시키고 림프순환을 촉진시킨다.

• 상지동작 협응 상지 근위부 근육 집중력 + 상지 근위부 안정성 + 어깨-팔꿈치-손목 조화 + 상지 림프순환 + • 하지동작 협응 하지 근위부 근육 집중력 + 하지 근위부 안정성 +	수직성 + 균형성 + 일렬성 + 강해지는 근육 : 회전근개 관절 가동범위 증가 : 견관절

운동 QR ▶

 정면

 측면

운동이름

방패 되기

동작설명 ▶
1. 다리를 넓게 벌리고 좌우로 체중 이동을 한다.
2. 팔을 교차하면서 한쪽 팔은 들고, 다른 쪽 팔을 내린다.
3. 내린 팔의 손목을 바깥으로 돌려 손바닥이 하늘을 향하게 한다.
4. 양측 어깨를 뒤로 젖히면서 어깨뼈를 등 가운데로 모아 힘을 준다.
5. 체중을 이동하며 팔을 교차한다.

효과기전 ▶
어깨 관절을 안정시키는 회전근개 근육들의 움직임을 촉진시킨다.
상지 움직임의 협응력을 향상시키고 림프순환을 촉진시킨다.

• 상지동작 협응 상지 근위부 근육 집중력 + 상지 근위부 안정성 + 어깨-팔꿈치-손목 조화 +	강해지는 근육 : 회전근개 관절 가동범위 증가 : 견관절

운동 QR ▶

 정면

 측면

운동이름

날아 오르기

동작설명 ▶
1. 다리를 어깨너비로 벌려서 선다.
2. 두 팔을 정면에서 대각선 방향으로 엇갈려 놓는다.
3. 엇갈린 팔을 대각선 위아래로 펴준다.
4. 올라가는 팔 방향으로 얼굴과 몸통을 틀어준다.
5. 내려가는 팔 쪽의 발을 까치발로 들어준다.

효과기전 ▶ 상지의 림프순환을 촉진시키고, 가슴과 겨드랑이 부위의 스트레칭 효과가 있다.

● 상지동작 협응 상지 근위부 근육 집중력 + 상지 근위부 안정성 + 어깨-팔꿈치-손목 조화 + 상지 림프순환 + ● 하지동작 협응 하지 근위부 근육 집중력 + 하지 근위부 안정성 + 골반-무릎-발목 조화 + ● 상하지 협응 +	관절 가동범위 증가 : 견관절 스트레칭 되는 근육 : 대흉근, 전거근, 광배근

운동 QR ▶

 정면  측면

운동이름
탈춤 추기

동작설명 ▶
1. 발을 넓게 벌려 선다.
2. 한 발을 들면서 두 팔을 앞으로 질러준다.
3. 들었던 발을 내릴 때 두 팔을 당겨준다.
4. 한 발씩 번갈아 반복한다.

효과기전 ▶ 하지의 근력 강화와 균형감각이 좋아진다. 척추의 안정성, 수직성을 향상시킨다.

• 상지동작 협응 상지 근위부 근육 집중력 + 상지 근위부 안정성 + 어깨-팔꿈치-손목 조화 +	수직성 + 균형성 +
• 하지동작 협응 하지 근위부 근육 집중력 + 하지 근위부 안정성 + 골반-무릎-발목 조화 + • 상하지 협응 + • 체중 이동 : 좌우	강해지는 근육 : 견갑골, 삼각근, 대퇴사두근, 둔근 관절 가동범위 증가 : 견관절, 고관절

운동 QR ▶

정면

측면

운동이름
살짝쿵거리기

동작설명 ▶
1. 다리를 어깨너비만큼 벌린다.
2. 가볍게 무릎을 구부리며 살짝 앉았다 일어서기를 반복한다.
3. 앉았다 일어서기를 좌우 체중 이동을 하면서 움직인다.
4. 다음으로는 발을 앞뒤로 놓고 체중 이동을 하면서 앉았다 일어서기를 한다.
5. 좌우 이동과 앞뒤 이동을 연결해 연속하여 체중 이동을 한다.
6. 한 발을 앞에 놓으면서 앞으로 체중 이동, 이후 뒤로 체중 이동, 다음으로 앞발을 들어 원래 자리로 돌아오면서 옆으로 체중 이동을 한다.
7. 세 박자 형태로 반복해 움직인다.

효과기전 ▶ 하지의 근력 강화와 척추 안정성과 수직성을 강화시키고, 균형감각이 호전된다. 하지의 림프순환을 촉진시킨다.

● 하지동작 협응 하지 근위부 근육 집중력 + 하지 근위부 안정성 + 골반-무릎-발목 조화 + 하지 림프순환 + ● 체중 이동 : 좌우, 전후	수직성 + 균형성 + 강해지는 근육 : 둔근, 사두고근, 장딴지근

운동 QR ▶

정면

측면

운동이름
세 박자 걷기

동작설명 ▶
1. 한 발을 앞에 놓으면서 앞으로 체중 이동, 이후 뒤로 체중 이동, 다음으로 앞발을 들어 원래 자리로 돌아오면서 옆으로 체중 이동을 한다.
2. 세 박자 형태로 반복해 움직인다.
3. 보폭을 좁게 해서 가벼운 움직임으로 한다.
4. 무릎을 많이 구부리지 않는다.

효과기전 ▶ 하지의 근력강화와 척추 안정성과 수직성을 강화시키고, 균형감각이 호전된다. 하지의 림프순환을 촉진시킨다. 몸통과 하지의 조화와 협응 능력을 키워준다.

● 하지동작 협응 하지 근위부 근육 집중력 + 하지 근위부 안정성 + 골반-무릎-발목 조화 + 하지 림프순환 + ● 체중 이동 : 좌우, 전후	수직성 + 균형성 + 강해지는 근육 : 둔근, 사두고근, 장딴지근

운동 QR ▶

 정면　　 측면

운동이름
한 쪽 학날개 세 박자 걷기

동작설명 ▶ 1. 한 발을 앞에 놓으면서 앞으로 체중 이동, 이후 뒤로 체중 이동, 다음으로 앞발을 들어 원래 자리로 돌아오면서 옆으로 체중 이동을 한다.
2. 세 박자 형태로 반복해 움직인다.
3. 한 발이 앞으로 나가면서 체중이 이동할 때, 나가는 발의 팔을 원의 모습으로 움직인다.
4. 발의 속도에 맞춰 팔을 움직인다.
5. 손바닥이 나를 향하면서 올라갔다가, 밖을 향하면서 내려준다.

효과기전 ▶ 교차 운동과 상하지의 협응력을 향상시키고, 상하지의 림프순환을 촉진시킨다. 상하지의 근력 강화와 관절 유연성을 향상시킨다. 난이도 하.

● 상지동작 협응 상지 근위부 근육 집중력 + 상지 근위부 안정성 + 어깨-팔꿈치-손목 조화 + 상지 림프순환 +	수직성 + 균형성 +
● 하지동작 협응 하지 근위부 근육 집중력 + 하지 근위부 안정성 + 골반-무릎-발목 조화 + 하지 림프순환 + ● 상하지 협응 + ● 체중 이동 : 좌우, 전후	강해지는 근육 : 둔근, 사두고근, 장딴지근, 회전근개 관절 가동범위 증가 : 견관절

운동 QR ▶  정면　　 측면

운동이름
양쪽 학날개 세 박자 걷기

동작설명 ▶
1. 한 발을 앞에 놓으면서 앞으로 체중 이동, 이후 뒤로 체중 이동, 다음으로 앞발을 들어 원래 자리로 돌아오면서 옆으로 체중 이동을 한다.
2. 세 박자 형태로 반복해 움직인다.
3. 한 발이 앞으로 나가면서 체중이 이동할 때, 나가는 발의 팔을 원의 모습으로 움직인다.
4. 발의 속도에 맞춰 팔을 움직인다.
5. 손바닥이 나를 향하면서 올라갔다가, 밖을 향하면서 내려준다.
6. 한 팔 다음에 바로 다른 팔을 원으로 움직인다.
7. 나갈 때 한 팔 움직이고, 체중을 뒤에 실어 줄 때 다른 팔을 움직인다.

효과기전 ▶ 교차 운동과 상하지의 협응력을 향상시키고, 상하지의 림프순환을 촉진시킨다. 상하지의 근력 강화와 관절 유연성을 향상시킨다. 난이도 중.

●상지동작 협응 상지 근위부 근육 집중력 + 상지 근위부 안정성 + 어깨-팔꿈치-손목 조화 + 상지 림프순환 +	수직성 + 균형성 +
●하지동작 협응 하지 근위부 근육 집중력 + 하지 근위부 안정성 + 골반-무릎-발목 조화 + 하지 림프순환 + ●상하지 협응 + ●체중 이동 : 좌우, 전후	강해지는 근육 : 둔근, 사두고근, 장딴지근, 회전근개 관절 가동범위 증가 : 견관절

운동 QR ▶  정면  측면

운동이름
팔랑개비

동작설명 ▶
1. 한 발을 앞에 놓으면서 앞으로 체중 이동, 이후 뒤로 체중 이동, 다음으로 앞발을 들어 원래 자리로 돌아오면서 옆으로 체중 이동을 한다.
2. 세 박자 형태로 반복해 움직인다.
3. 한 발이 앞으로 나가면서 체중이 이동할 때, 나가는 발의 팔을 원의 모습으로 움직인다.
4. 발의 속도에 맞춰 팔을 움직인다.
5. 손바닥이 나를 향하면서 올라갔다가, 밖을 향하면서 내려준다.
6. 한 팔 다음에 바로 다른 팔을 원으로 움직인다.
7. 나갈 때 한 팔 움직이고, 체중을 뒤에 실어줄 때 다른 팔을 움직인다.
8. 앞발이 원래 자리로 돌아올 때 다음 팔을 돌려주어 세 번째 동작을 취한다.
9. 발이 세 번의 중심 이동을 하면서 팔도 맞춰 세 번 움직인다.
10. 속도가 맞지 않을 때는 팔의 동작을 작게 해서 팔과 발의 속도를 맞춘다.

효과기전 ▶ 교차 운동과 상하지의 협응력을 향상시키고, 상하지의 림프순환을 촉진시킨다. 상하지의 근력 강화와 관절 유연성을 향상시킨다. 난이도 상.

● 상지동작 협응 상지 근위부 근육 집중력 + 상지 근위부 안정성 + 어깨-팔꿈치-손목 조화 + 상지 림프순환 + ● 하지동작 협응 하지 근위부 근육 집중력 + 하지 근위부 안정성 + 골반-무릎-발목 조화 + 하지 림프순환 + ● 상하지 협응 + ● 체중 이동 : 좌우, 전후	수직성 + 균형성 + 강해지는 근육 : 둔근, 사두고근, 장딴지근, 회전근개 관절 가동범위 증가 : 견관절

운동 QR ▶

정면

측면

운동이름
아기 코끼리 걸음마

동작설명 ▶
1. 다리를 앞, 뒤, 옆의 세 박자로 움직인다.
2. 앞에 나간 발이 돌아오기 전에 앞발을 들어준다.
3. 들어준 발을 골반을 축으로 안에서 밖으로 돌려준다.
4. 돌려준 뒤에 발을 옆으로 벌려서 서준다.

효과기전 ▶ 하지 근력강화, 균형감각 향상, 척추 안정성을 향상시킨다. 하지의 림프순환을 촉진시킨다.

● 하지동작 협응 하지 근위부 근육 집중력 + 하지 근위부 안정성 + 골반-무릎-발목 조화 + 하지 림프순환 + ● 체중 이동 : 좌우, 전후	수직성 + 균형성 + 강해지는 근육 : 둔근, 고관절내전근 관절 가동범위 증가 : 고관절

운동 QR ▶

 정면  측면

운동이름
제기차기

동작설명 ▶
1. 앞, 뒤, 옆으로 무게중심 이동하기를 한다.
2. 앞, 뒤로 체중 이동을 한 후에 앞발을 제기차듯 안으로 들어올린다.
3. 내리면서 옆으로 무게중심을 이동한다.

효과기전 ▶ 허벅지 안쪽 근력과 고관절의 움직임을 강화시키고, 균형감각과 척추 안정성을 향상시킨다. 하지의 림프순환을 촉진시킨다.

● 하지동작 협응 하지 근위부 근육 집중력 + 하지 근위부 안정성 + 골반-무릎-발목 조화 + 하지 림프순환 + ● 체중 이동 : 좌우, 전후	수직성 + 균형성 + 강해지는 근육 : 둔근, 고관절내전근 관절 가동범위 증가 : 고관절

운동 QR ▶

 정면

 측면

운동이름
고무줄 넘기

동작설명 ▶
1. 앞, 뒤, 옆으로 무게중심을 이동하기를 한다.
2. 앞, 뒤로 체중 이동을 한 후에 앞발을 밖으로 들어올려 발 바깥 부분으로 제기차듯 한다.
3. 내리면서 옆으로 무게중심을 이동한다.

효과기전 ▶ 엉덩이근육의 근력을 강화시키고 고관절의 움직임과 하지의 림프 순환을 촉진시킨다.

• 하지동작 협응 하지 근위부 근육 집중력 + 하지 근위부 안정성 + 골반-무릎-발목 조화 + 하지 림프순환 + • 체중 이동 : 좌우, 전후	수직성 + 균형성 + 강해지는 근육 : 둔근, 고관절 외회전근 관절 가동범위 증가 : 고관절

운동 QR ▶

정면

측면

운동이름
가위 걷기

동작설명 ▶
1. 다리를 어깨너비로 벌리고 선다.
2. 오른발에 체중을 모두 실어주고, 왼발을 오른발보다 더 오른편으로 엇갈려 땅을 발가락부터 디뎌준다.
3. 엇갈려 디딘 왼발을 원래 자리로 가져가 체중을 모두 실어주고, 오른발을 들어 왼발보다 더 왼편으로 엇갈려 디뎌준다.
4. 다리를 벌릴 때는 어깨, 팔꿈치, 손을 바깥으로 돌려 벌려준다. 다리를 엇갈려 디딜 때에는 어깨, 팔꿈치, 손을 안으로 돌려 모아준다. 두 손도 엇갈려 모아준다.
5. 좌우로 무게중심을 이동하면서 반복한다. 손과 발이 동시에 엇갈리도록 한다.

효과기전 ▶ 상하지의 협응력을 향상시키고, 가슴 주변과 고관절 주변의 스트레칭 효과가 있다. 좌우측 균형 감각을 향상시킨다.

● 상지동작 협응 상지 근위부 근육 집중력 + 상지 근위부 안정성 + 상지 림프순환 + ● 하지동작 협응 하지 근위부 근육 집중력 + 하지 근위부 안정성 + 골반-무릎-발목 조화 + 하지 림프순환 + ● 상하지 협응 + ● 체중 이동 : 좌우	수직성 + 균형성 + 강해지는 근육 : 대흉근, 고관절 외전근

운동 QR ▶  정면  측면

운동이름

인형 다리 들기 1

동작설명 ▶
1. 다리를 어깨너비로 벌리고 선다.
2. 한 발에 체중을 모두 실어주고, 다른 발을 바깥으로 들어준다. 상체가 지평선과 수직 상태가 유지되는 정도까지만 들어준다.
3. 천천히 발을 제자리로 내려준다.

효과기전 ▶ 엉덩이근육의 외전 근력을 향상시키고, 균형 감각을 향상시킨다. 하지의 림프 순환을 촉진시킨다.

• 하지동작 협응 하지 근위부 근육 집중력 +	수직성 + 균형성 + 일렬성 + 강해지는 근육 : 고관절 외전근 관절 가동범위 증가 : 고관절 스트레칭 되는 근육 : 허벅지 내전근

운동 QR ▶

정면

측면

운동이름
인형 다리 들기 2

동작설명 ▶
1. 다리를 어깨너비로 벌리고 선다.
2. 한 발에 체중을 모두 실어주고, 다른 발을 바깥으로 들어준다.
3. 발을 들을 때 발을 바깥으로 돌려 발끝이 바깥으로 향하게 한다. 상체가 지평선과 수직 상태가 유지되는 정도까지만 들어준다.
4. 천천히 발을 제자리로 내려준다.

효과기전 ▶ 고관절 굴곡 근력, 균형감각과 척추 안정성을 향상시킨다. 하지의 림프 순환을 촉진시킨다.

● 하지동작 협응 하지 근위부 근육 집중력 + 하지 근위부 안정성 +	균형성 + 일렬성 + 강해지는 근육 : 고관절 외전근, 굴곡근 관절 가동범위 증가 : 고관절

운동 QR ▶

 정면
 측면

운동이름
망아지 발차기

동작설명 ▶
1. 다리를 어깨너비로 벌리고 선다.
2. 한 발에 체중을 모두 실어주고, 다른 발을 뒤로 들어 무릎을 접어준다.
3. 무릎을 뒤로 접은 상태에서 발목을 앞으로 접어 발가락이 아래로 향하게 한다.
4. 천천히 다리를 제자리로 내려놓는다.

효과기전 ▶ 슬건(햄스트링) 근력강화와 허벅지 전방의 사두고근 스트레칭과 균형감각 향상 효과가 있다. 하지의 림프 순환을 촉진시킨다.

• 하지동작 협응 하지 근위부 근육 집중력 + 하지 근위부 안정성 + 하지 림프순환 +	균형성 + 일렬성 +
• 체중 이동 : 좌우	강해지는 근육 : 슬건

운동 QR ▶

정면

측면

운동이름
팽이 돌리기

동작설명 ▶
1. 다리를 어깨너비로 벌리고 선다.
2. 한 발에 체중을 모두 실어주고, 다른 발을 들어준다.
3. 다리를 들어 발을 앞, 옆, 뒤로 반원을 그리며 밖으로 돌려준다.
4. 처음에는 작은 반원으로 점점 더 큰 원으로 그린다.
5. 천천히 다리를 제자리로 내려놓는다.

효과기전 ▶ 균형감각과 고관절 주변의 외전, 신전 근력을 향상시키고, 림프 순환을 촉진시킨다.

● 하지동작 협응 하지 근위부 근육 집중력 + 하지 근위부 안정성 + ● 체중 이동 : 좌우	균형성 + 일렬성 + 강해지는 근육 : 고관절 외전근, 신전근 관절 가동범위 증가 : 고관절

운동 QR ▶

정면

측면